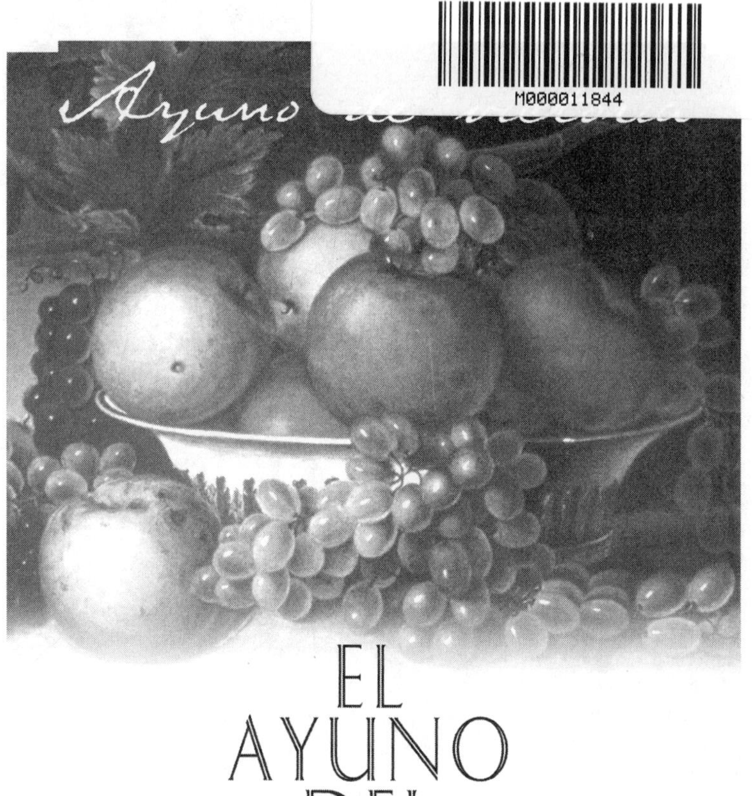

EL AYUNO DEL SEÑOR

YIYE ÁVILA

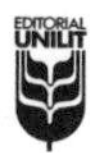

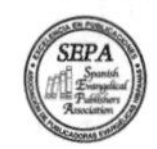

Publicado por
Editorial **Unilit**
Miami, Fl, U.S.A.

Primera edición 1973
Segunda edición 1974
Tercera edición 1984
Nueva edición 1994

Cubiera diseñada por: Alicia Mejías

Producto 550037
ISBN 1-56063-591-6
Printed in the United States of America
Impreso en Estados Unidos de América

CONTENIDO

DEDICATORIA	5
INTRODUCCION	7
1. IMPORTANCIA DEL AYUNO	11
2. TIPOS DE AYUNO	23
3. AYUNOS BIBLICOS Y SU PROPOSITO	33
4. TEMAS IMPORTANTES RELACIONADOS CON EL AYUNO	47
5. GRANDES MINISTERIOS DE ESTE SIGLO Y EL AYUNO	65
6. EL AYUNO DEL SEÑOR	75
7. EL AYUNO DE VICTORIA	83

DEDICATORIA

Dedico con todo mi amor este libro a mi Señor Jesús pues El y sólo El, ha hecho posible que sea escrito, para llevar bendición a su pueblo. A ti, Señor, sea la gloria por la eternidad.

Jesús dijo: Porque sin mí nada podéis hacer.

Juan 15:5

INTRODUCCION

Durante el ayuno de cuarenta y un días, el Señor me llamó a escribir un libro sobre el ayuno. Hacía tiempo oraba por este propósito esperando el momento de Dios. Cuando sentí que el tiempo de escribirlo había llegado, me aparté del ayuno a realizar el trabajo. Diez días de ayuno y oración hicieron posible este libro para la gloria de Dios.

Cuando el libro estaba casi terminado, trabajábamos en él las hermanas Gloria Velázquez, Margarita Hernández y yo. Corregíamos las páginas ya escritas. Como a las 9:30 p.m. decidimos tener un período de oración. Apagamos la luz de la sala, pero dejamos prendida la de una habitación para así tener más comunión. Sentíamos el poder del Espíritu Santo en forma gloriosa mientras nos concentrábamos en la oración. Clamábamos para que Dios ungiera el libro y este llevara grandes bendiciones a miles. De pronto, una de las hermanas me llamó la atención. Abrí los ojos y ella me señalaba hacia la pared en la esquina derecha de la casa. Miré y sobre la pared había proyectado un resplandor de luz. Al mirarlo fijamente sentí la bendición del Espíritu Santo. Bajé la cabeza y oré al Señor: "Si eso es tuyo permite que al mirarlo de nuevo sienta otra vez tu bendición. "Volví a abrir los ojos y al mirar la luz en la pared sentí de nuevo la preciosa bendición de Su Espíritu. Seguimos orando bajo una gloriosa unción del Señor. Cada vez que abría los ojos y miraba el resplandor de la luz sentía el poder de Dios que volvía sobre mí. A las hermanas le pasaba lo mismo y orábamos en lenguas y orábamos con entendimiento.

El Señor me mostró que aquella luz era tipo de este libro sobre *El ayuno*, que será una luz en las tinieblas de la ignorancia de multitud de cristianos. Sería una luz en la ignorancia de un tema de tanta importancia, pues el *Ayuno* es un instrumento poderoso para conquistar pleno crecimiento espiritual, el medio para provocar un avivamiento y el instrumento para romper los yugos del diablo y dar fruto grande para Dios. Sentí que multitud de vidas serían revolucionadas por este libro y traídas a la *vida abundante que Cristo prometió para sus hijos.*

Al terminar el período de oración nos pusimos de pie y pude ver que la luz que se reflejaba en la pared entraba por una pequeña abertura localizada en la parte superior de la puerta. Se nos quedó la luz del balcón encendida y por la pequeña abertura se filtraba y producía aquel pequeño foco de luz que tanta bendición nos había traído. Al apagar la luz del balcón, el reflejo de luz en la pared desaparecía. Me quedé algo confundido pues el Espíritu me había confirmado que aquello era de Dios.

Las hermanas se marcharon y oré al Señor que me explicara qué pasaba, pues yo no entendía la situación. Me acosté a descansar y fui despertado a las 2:00 a.m. Comencé a orar y de pronto sentí la presencia del Señor en la habitación. Su persona se movió y entró en la cama pasando por debajo del mosquitero. Estaba a mi lado y su presencia era impresionante. Le dije: "Señor úngeme, úngeme Señor". Bajo el poder le hablaba yo mostrándole mi cariño. Sentí cuando se movió detrás de mi persona. Yo estaba aún de rodillas. Sus manos tocaron mi espalda y se movían por mi cintura como dándome un masaje. Durante el ayuno yo había sentido gran debilidad en la cintura. Al terminar El de frotarme, se desapareció. El Espíritu vino sobre mí y me mostraba: "La luz venía de la bombilla del balcón, pero yo estaba en esa luz y *como una luz será este libro* para los que están en tinieblas de ignorancia".

Hermano Dios está en este libro. Está ungido, no sólo impartirá el conocimiento detallado del ayuno completo, ayuno de victoria, sino que también impartirá fe para que puedas ayunar el máximo que sea la voluntad de Dios para ti, y así alcanzar plenitud en el crecimiento espiritual.

Oramos diariamente para que Dios te colme con su poder, como resultado de la lectura de este libro. El libro está ungido para ello. Léelo en oración y usando la Biblia para consultar las referencias. La victoria es la victoria tuya por la fe en el Dios que prometió y por la obediencia *a Su palabra.*

Quiero dar las más expresivas gracias a las hermanas Margarita Hernández, Gloria Velázquez y Lydia Medina, quienes por la gracia del Señor fueron las que pasaron a maquinilla los manuscritos que Dios me inspiraba. Agradezco también al resto del Escuadrón relámpago Cristo viene, que trabaja conmigo, su oración continua e incansable para que Dios me ayudara en este propósito. Gloria a Dios.

Y Jesús dijo: Y entonces ayunarán

Mateo 9:14

Ora y ayuna por nuestras campañas. Para que miles se salven y sean llenos del Espíritu Santo. Si lo haces serás parte de este ministerio y un ganador de almas para Dios. El Señor te recompensará ampliamente.

CAPITULO 1

IMPORTANCIA DEL AYUNO

Estamos en los últimos días. El fin se acerca. Cristo vuelve pronto a la tierra. En breve un pueblo se va con el Señor para el cielo. Cada cristiano debe entender que no todos los que están en las iglesias se irán con el Señor sino solamente los que estén preparados. Cristianos llenos del Espíritu Santo, maduros espiritualmente, apartados del mundo y con fruto para Dios se irán al sonar la trompeta. Multitud de cristianos verdes se quedarán. Cada creyente tiene un reto gigante a enfrentar. ¿Estará usted maduro para el rapto? La opresión satánica es cada día mayor. El diablo trata por todos los medios de impedir que los creyentes estén preparados. Cada hermano tiene que dar la batalla. *¿Qué tiene que hacer?*

Hace algunos años, cuando aún yo trabajaba en la escuela, se convirtió uno de mis estudiantes. Lo llevé conmigo a una predicación en un campo de Camuy y aquella noche Dios lo bautizó con el Espíritu Santo. Gloria a Dios. Apenas unos días más tarde vino a mi salón de clases y me dijo: "Dios me dio anoche una revelación y me presentó la Biblia abierta y el único versículo que podía leer era Joel 2:12, yo abrí la Biblia en ese lugar y leí que decía: 'Por eso pues, ahora, dice Jehová, convertíos a mí con todo vuestro corazón, con ayuno y lloro y lamento. Entiende que Joel capítulo 2 es un mensaje para los últimos días, y el llamamiento grande de Dios es a *convertirse de todo corazón.*

Es un llamado para estar preparados para el rapto. Un llamado para estar maduros espiritualmente y ser librados de la gran *tribulación* y la palabra dice que es con ayuno y llanto y lamento que podremos alcanzar esta condición. En pocas palabras el llamado grande de Dios al pueblo que se quiere ir en el rapto es *ayuno y oración*. Responde hermano a este llamado y prepárate que el tiempo es corto.

Hace algún tiempo estaba yo sentado leyendo la Biblia. De pronto me quedé como en un letargo, me encontré delante de una congregación y les predicaba, ¿hay acaso FE en el pueblo de Dios? No hay ninguna, pues si hubiera fe estaríamos haciendo las obras que ordenó el Señor. Por eso el Espíritu Santo llama al pueblo a ayuno y oración. Vi entonces como la congregación se puso de pie y pasaron corriendo al altar a llorar delante de Dios. Pasó la visión, pero entendí una vez más lo grande del llamado de Dios a su pueblo. Gloria a Dios.

Ante este llamado decisivo de Dios, es importante que cada hermano entienda en forma clara y precisa todo lo concerniente al ayuno. La Biblia nos enseña y nos da todos los *detalles* que el pueblo de Dios debe conocer.

Lo primero que debemos entender es que el ayuno no es una cuestión de si usted lo desea o no, sino que es un precepto establecido por el Señor para su pueblo. Cristo lo ordenó y nosotros tenemos que hacerlo para alcanzar madurez espiritual. El evangelio según San Mateo 9:14 nos relata que los discípulos de Juan el Bautista vinieron a Jesús y le preguntaron porqué sus discípulos no ayunaban. Jesús les dijo: ¿Acaso pueden los que están de bodas estar de luto entre tanto que el esposo está con ellos? Pero vendrán días cuando el esposo les será quitado, y entonces ayunarán. Fíjate bien que mientras Jesús estuvo en persona con los discípulos ellos no ayunaron, pero El les dijo que cuando El fuera quitado *ayunarían*. Ahí el maestro estableció que su pueblo tendría que ayunar. Joel 2:12 nos explica que para alcanzar una conversión de todo corazón, con plena madurez y fruto para Dios, el ayuno es una necesidad y ese es el llamado grande de Dios a su pueblo en estos días postreros. Cada hermano haga una decisión delante de Dios de ayunar con la mayor frecuencia y clame a Dios para que el Señor le dirija y le muestre cuál es el número máximo de días que debe ayunar y en qué forma debe hacerlo, para alcanzar la plena madurez espiritual que usted necesita para volar con Cristo cuando suene la trompeta. Gloria a Dios. Explicándole a los discípulos de Juan por qué sus discípulos aún no ayunaban, Cristo les dijo: *"Nadie pone remiendo de paño nuevo en vestido viejo; porque tal remiendo tira del vestido, y se hace peor la rotura"*. Cristo mostró que el ayuno era para la nueva criatura; para personas convertidas con convicción de crecer espiritualmente para servir en plenitud a Dios. Si usted se ha convertido y anhela dar el máximo de fruto para Dios, el ayuno es instrumento poderoso para su crecimiento. El ayuno no es para los inconversos, ni para gente carnal que aún no se ha decidido plenamente por el Señor".

En estos días postreros el diablo trata por todos los medios de impedir que el pueblo ayune. Hablando para los últimos días Cristo dijo:

> *Mirad también por vosotros mismos, que vuestros corazones no se carguen de glotonería y embriaguez y de los afanes de esta vida, y venga de repente sobre vosotros aquel día.*
>
> Lucas 21:34.

El Señor previno que Satanás pondría glotonería en el pueblo y afán por lo carnal y temporal. Esto haría muy difícil al pueblo ayunar, orar y consagrarse a Dios para estar preparados para escapar del juicio que viene. Un siervo de Dios tuvo una revelación y cuenta que el Señor le habló y le dijo: "Te voy a mostrar cuál es la idolatría de mi pueblo". El hermano fue transportado a una pradera enorme y allí el Señor le mostró la Iglesia. Millones estaban reunidos y el Señor le dijo: "Fíjate ahora en la idolatría de mi pueblo". En ese instante la multitud se postró y parecía adorar. El hermano vio que frente a ellos había un plato, cuchara y tenedor.

La comida es la idolatría del pueblo del Señor. En días de rapto y cuando Dios llama a *ayuno* el diablo trata de poner apetito desmedido en los creyentes al igual que interés especial en los entretenimientos carnales. Por supuesto que el plan del diablo es *impedir que tú ayunes* y robarte el tiempo que necesitas para afirmarte en Cristo y madurar espiritualmente. Los creyentes debemos clamar a Dios constantemente por unción y fortaleza para el ayuno.

Así como la desobediencia de Adán y Eva, al comer el fruto prohibido fue la causa principal de que el hombre perdiese el dominio de la tierra, así también el ayuno de Cristo de cuarenta días y noches hizo posible la restauración del hombre. Vemos que Cristo usó la llave maestra del ayuno y la oración para restaurarlo todo.

Por causa de la comida Esaú perdió la primogenitura. Pudo haber sido el padre de la raza escogida, pero su mente estaba en las cosas terrenas y en el momento de la tentación, prefirió la comida a la bendición de Dios, y Jacob ocupó su lugar. GENESIS 25:31-33. Más tarde buscó con lágrimas pero pudo recuperar la bendición perdida. La comida lo arruinó, pero el ayuno al contrario, disciplina el alma y abre la puerta al cielo.

Durante uno de los ayunos a que Dios me llamó, el Señor me mostró que el *café negro* les impide ayunar a multitud de cristianos. Dios me reveló que el espíritu que impulsa a multitudes al vicio del café negro es similar al del vicio de cigarrillo. La cafeína en el café es una droga que afecta los nervios. Además el café irrita el sistema digestivo y puede causar úlceras. El hábito que causa le hace muy difícil al creyente ayunar. El día del ayuno les da dolor de cabeza, y en muchas ocasiones tienen que entregar fuera de tiempo. Vale la pena dejar algo que nos impida el crecimiento espiritual y más aún en días postreros y decisivos como estos. No olvides que Cristo dijo: "*Ellos ayunarán*".

Aparte de nuestro crecimiento espiritual hay un propósito muy importante en el ayuno. El profeta Isaías 58-6 dice: "El ayuno que yo amo consiste en esto, soltar las ataduras injustas, desatar las ligaduras de la opresión, dejar libre al oprimido y romper todo yugo".

Implica que mediante el ayuno se rompen las ataduras satánicas. Los pastores que ayunan con este propósito rompen las trabas del diablo en sus iglesias y Dios les da congregaciones más espirituales y más numerosas. Los evangelistas que ayunan en forma notable por las almas tienen más fruto en sus campañas. Muchos más se convierten y se sanan, por cuanto en el ayuno rompen las ataduras del diablo. Ese es el ayuno que Dios ama, pues trae salvación a los perdidos. Con ayuno adecuado se rompen las ligaduras del diablo que atan a tus seres queridos y estos vienen a Cristo y se salvan. Con el ayuno se obtienen grandes victorias que glorifican a Dios y llenan de gozo nuestros corazones. Algunos años atrás mi mamá cayó gravemente enferma. Se oraba por ella pero no parecía mejorar. Por el contrario empeoraba. Las vías respiratorias se habían congestionado de tal forma que apenas podía respirar. La infección le afectó la vista y salía pus por sus ojos. Los oídos también se le afectaron y quedó sorda completamente. Todos creían que le quedaban pocas horas de vida. El domingo por la mañana yo salía a llevar el programa CRISTO VIENE a Arecibo, pero al entrar al cuarto de mi mamá pude ver que estaba grave. Me dijo:"Creo que me voy. Siento que voy subiendo ya". Me arrodillé y clamé al Señor y le dije: "Si quieres llevártela puedes hacerlo, pero si no es tu voluntad dímelo". Al instante el Espíritu Santo vino sobre mí y me mostró que no era la voluntad de Dios, sino que era un ataque del diablo para cortarla. Esto era fácil de entender ya que mi mamá es una cristiana de oración que intercede cinco y seis horas diarias clamando por la obra de Dios y ayuna continuamente a favor de las almas. Al sentir que no era la voluntad de Dios que partiera, oré a Dios diciendo: "Proclamo ayuno ahora mismo y no como ni bebo, hasta que mi madre no se levante de esa cama. En ese instante entré en una gran batalla para romper el yugo del diablo y usando una de las formas más poderosas que enseña la Escritura. ¡Qué batalla!

Comencé a gemir en ayuno reprendiendo al diablo y proclamando salud para mi mamá. En una forma increíble comenzaron a aparecer hermanos en mi hogar, y muchos de ellos al entrar al cuarto caían de rodillas gritando. Algunos vigilaban en el hogar clamando. Al cabo del tercer día de ayuno sin agua ni alimento, mi mamá se levantó de la cama y se sentó en un sillón. Yo entregué mi ayuno y ella se recuperó totalmente para la gloria de Dios. Por un ayuno de fe una sacerdotisa de Cristo sigue en acción enviando perfume hacia el cielo a favor de la obra de Dios. Fue una de las primeras veces que entré en el ayuno del Señor. No entendía lo que hacía pero en ese ayuno se salvó la vida de mi madre. Por algo el Señor me dijo: "Significa ayuno de victoria". No entregué hasta que obtuve la victoria y en este caso en sólo tres días la viejecita prácticamente se levantó de entre los muertos.

El Evangelio de San Marcos 9:14-29, nos muestra que los discípulos no pudieron echar fuera un demonio de un niño epiléptico. Cristo apareció en la escena y el demonio fue reprendido por Jesús y el niño quedó sano. Los discípulos le preguntaron al Señor: ¿Por qué no pudimos nosotros expulsarlo? Les dijo: "Ese género no puede ser expulsado sino con oración y ayuno". Está claro que hay demonios que de ninguna manera salen si no es con *ayuno y oración*. El ayuno y la oración nos da la autoridad y poder para reprender demonios. Cristo dijo: "En mi nombre echaran fuera demonios".(Marcos 16:17.)Es autoridad que el Señor dio a los creyentes, pero para que se manifieste plenamente *hay que ayunar*. Si algo necesitamos en estos días finales y decisivos es poder contra el diablo para así liberar a los oprimidos. En una ocasión fui con un hermano pastor a visitar un hogar en un campo de Camuy. Había un joven poseído de demonios. Estaba todo barbudo y hablaba disparates sin cesar. Le oramos y se quedó igual. El pastor insistió en que siguiéramos orando pero, yo sentí, que perderíamos el tiempo y le pedí que nos marcháramos. En el camino le dije: "Sentí que sólo con ayuno y oración pude ser liberado". Comencé a ayunar al otro día, e hice cinco días de ayuno corridos entregando a las seis de la tarde. No es que un día de ayuno se tenga que entregar obligada y dogmáticamente a las seis de la tarde, pero en esa ocasión sentí hacerlo así. Después de esos cinco días de ayuno clamando por la liberación del joven les envié razón que lo trajeran al culto de los lunes en Camuy. Lo trajeron y volví a orar. Aparentemente se quedó igual, pero sentí decirles: "Llévenlo que ya está bien". Se lo llevaron y al otro día amaneció perfectamente bien. Volvió el otro lunes a Camuy y dio testimonio y dijo: "Gracias a Dios y al hermano que ayunó por mí estoy libre". La gloria es de Dios y se cumple su palabra que algunos demonios no salen si no es con *ayuno y oración*. Pastores y evangelistas que deseen tener *unción* especial para echar fuera demonios, oren y ayunen con frecuencia clamando por el poder de Dios para reprenderlos y liberar los oprimidos. El ayuno del Señor es la forma más efectiva para recibir unción especial contra el diablo.

El Evangelio de San Mateo 17:21 nos habla de la misma escena del niño epiléptico, pero nos añade un detalle adicional muy importante. Al preguntarle al maestro por qué no habían podido echar fuera el demonio, El dijo: "Por vuestra falta fe y añadió, pues esos nos salen sino con oración y ayuno". Mostró Jesús que para tener FE había que ayunar y orar. Por algo El dijo: que cuando el esposo les fuera quitado entonces ayunarían. Algunos creyentes no ofrecen un día de oración y ayuno ni una vez al mes. Con razón hay tan poca FE hoy día en el pueblo de Dios. No olvides que la Biblia dice: "Pero sin fe es imposible agradar a Dios". La Biblia dice también que la fe viene por oír la palabra de Dios. Romanos 10:17. Cada creyente, debe sacar con la mayor frecuencia posible, un día entero para estar en ayuno y oración leyendo la Biblia. En esa forma tendremos fe para vencer en esta carrera de vida o muerte y fe para volar en el *rapto de la iglesia*. El problema de muchos cristianos es que no tienen tiempo para lo espiritual. Tienen tiempo para la televisión, el deporte, el estudio, el trabajo y para otras actividades temporales, pero no tienen tiempo para el ayuno, la oración y la palabra de Dios que nos imparte Fe para la Victoria eterna.

Mantén tu ayuno lo más privado posible (Mateo 6:16-18). Ora lo más que puedas en los días de ayuno. No pierdas el tiempo caminando o hablando, ora y lee la palabra para que recibas el máximo del beneficio. No ostentes nada, ni ayunes para que te vean o te elogien. El propósito es para alcanzar bendición espiritual, romper los yugos del diablo y ganar almas para Dios.

El profeta Daniel 9:2-3 dice que Daniel en ayuno oraba e intercedía por Israel clamando a Dios por misericordia. Te muestra eso que para interceder por otros, sean los familiares o los vecinos perdidos, *la oración en ayuno es un instrumento poderoso*. Muestra la Biblia que después de la oración y el ayuno de Daniel, un ángel del cielo se le presentó y le habló y le reveló eventos proféticos a ocurrir. Por medio de la oración tuvo experiencias especiales con Dios. Dios me llamó a ayunar siete días. Entré en el ayuno. No sabía que estaba en el *ayuno del Señor*. El había revelado el número de días y su fortaleza estaba sobre mí. La mayor parte del tiempo estaba sólo con el Señor, orando y estudiando la palabra. En una de las noches Dios me dio una revelación gloriosa sobre el *Rapto*. Me encontré predicando el mensaje y el Espíritu Santo hablaba por mi boca y decía: "¿Con qué compararemos al Rapto de la iglesia? Es semejante a un agricultor que tiene una finca y está a punto de recoger la cosecha, pero encuentra que algunos frutos han madurado primero y dice: "He de recogerlos porque podrían caerse y podrían perderse". Ese es el *Rapto*. Frutos maduros del pueblo de Dios serán sacados de esta tierra y librados de la gran tribulación. (1 de Tesalonicenses 4:16). Hermano, ora y ayuna para que estés maduro para ese movimiento que se aproxima. Haz lo que dice la Biblia: Convertíos a mí de todo vuestro corazón con ayuno y llanto y lamento (Joel 2:12).

El salmo 35:11-13 nos dice que cuando se levantaron testigos de iniquidad contra David, el varón de Dios entró en ayuno y clamaba por ellos, pues Dios los enfermó. Observa que en pruebas y tribulaciones *el ayuno* es un instrumento poderoso de *victoria*. En una ocasión mi hija Doris fue atacada por la terrible enfermedad "baile del San Vito", conforme a los médicos es un virus que ataca los nervios. En pocos días la niña estaba casi paralítica. Se le caía todo lo que cogía. Los pies se le cruzaban al caminar. Se le salía la comida de la boca. No coordinaba ningún movimiento. Días más tarde hubo que acostarla. Miraba como una lunática y se puso muy delgada. Su condición era muy triste. Entré en ayuno sin entregar clamando por ella y reclamando las promesas del Señor. Le ponía la mano encima, reprendía y los demonios salían. Algunos me entraban a mí y los sentía como agujas calientes entrar por mi cabeza y tenía que reprenderlos de mí mismo. Seguí en *ayuno y oración* sin entregar, por varios días más, reclamando la victoria. Cristo llevó nuestras enfermedades y dolencias (Mateo 8:17). Sabía que Dios no podía fallar y reprendía los demonios en el nombre de Jesús. Una noche Dios me habló y me dijo: "Mañana come sola". Parecía imposible. La niña no sostenía ni un papel en las manos. Me levanté muy temprano y oré dándole gracias a Dios por el milagro. Luego al amanecer le servimos cereal y nos gozamos en el hogar al ver cómo sostuvo con mano muy firme la cuchara y comió el alimento. Dios nos había dado una gran victoria. No se usaron medicinas ni se llevó al médico. Sólo la FE en su palabra y oración y ayuno para reprender los demonios. Dios se glorificó y nosotros crecimos espiritualmente. En casos de pruebas, tribulaciones o enfermedades malignas el ayuno y la oración son base fuerte para poner al diablo bajo nuestros pies, y glorificar y honrar a Dios, como El merece.

La Biblia nos habla de la trágica ocasión en que el rey David, siervo de Jehová, cayó en adulterio. En 2 de Samuel 11, nos dice que Israel estaba en guerra con los amonitas. David envió su gente de guerra, pero él se quedó en Jerusalén. Mientras sus hombres peleaban la batalla David descansaba en el palacio. Un día paseaba por el terrado y vio una mujer hermosa, y le dijeron es Betsabé, mujer de Urias. A pesar de ser mujer ajena la tomó y adulteró con ella. La mujer quedó encinta y entonces David envió mensaje para que trajeran a Urias a su casa. El dijo que no podía dormir en su casa con su mujer mientras todo Israel dormía en tiendas en el campo de batalla. David lo envió de nuevo al frente de combate y escribió carta dando instrucciones de que colocaran a Urias al frente en lo más recio de la batalla y que se retirarán de él para que muriera. Urias murió en el combate y David se trajo su mujer, quien dio a luz un hijo. Esto fue desagradable ante los ojos de Jehová y Dios envió al profeta Natán con el mensaje de juicio para Israel. El niño nacido del adulterio enfermó gravemente. David rogó a Dios por el niño; y ayunó David, y pasó la noche acostado en tierra. (vigilia). Siete días estuvo en el ayuno clamando pero al séptimo día murió el niño. Al oír que el niño había muerto David se levantó y terminó el ayuno.

El que lea entienda que en un problema serio David usó el *arma más poderosa* que él conocía, *el ayuno y la oración* y entró en el ayuno del Señor por cuanto no entregó hasta que Dios le sanara el niño, pero por cuanto no era la voluntad de Dios sanarlo, el Señor se lo llevó. Al morir el niño, David entregó el ayuno y se alimentó. Siete días duró el ayuno y en ese tiempo el rey no hizo otra cosa sino llorar tirado en el suelo delante de Dios hasta que *Dios hizo su voluntad* con el problema. Era el ayuno del Señor, pues David no entregó hasta que Dios no contestó. Hay algo muy importante que debemos notar en toda esta enseñanza. Israel combatía al enemigo, pero David se quedó descansando en el palacio y cayó en adulterio. Si hubiese estado en la *batalla* no hubiese cometido tan grande pecado.

Hoy es igual. El pueblo de Dios está en *batalla final* y decisiva contra el diablo. No hay tiempo para vacaciones, ni para entretenimientos carnales de ninguna clase. No es tiempo de las iglesias estar en picnic, ni en actividades sociales, no es tiempo para los siervos de Dios estar estudiando. Es tiempo de *batalla*. Libramos la última gran batalla. Vistámonos con toda la *armadura de Dios*. No olvidemos que las *armas* nuestras, no son carnales, sino poderosas en Dios. (2 Corintios 10:4). Usemos las armas de la fe y el poder contra el diablo, *el ayuno y la oración*. Saquemos tiempo frecuente para apartarnos con Dios en ayuno y oración y lectura de la Palabra. Clama a Dios para que te guíe al máximo de oración y ayuno que es su voluntad para tu vida. No cojas *vacaciones espirituales* porque estamos en los últimos tiempos. Esfuérzate y sé valiente y conquista la victoria. Que al sonar la trompeta vueles con Cristo para el cielo.

En 2 Corintios 12:9 la Biblia dice que el Señor le habló al apóstol Pablo y le dijo: "Bástate mi gracia, porque mi poder se perfecciona en la debilidad. En el ayuno, nos debilitamos en lo físico. La carne se debilita, pero lo espiritual se agiganta y el poder de Dios se puede manifestar sobre nosotros. Cuando somos débiles entonces somos fuertes. En el ayuno el cuerpo se limpia de impurezas y se torna más receptivo a lo espiritual. Todos los hombres de Dios más usados en su obra fueron siervos que oraron y ayunaron y buscaron fervientemente el rostro de Dios. El Señor no ha cambiado y su método es el mismo. ¿Quieres poder de Dios? Ora y ayuna y serás lleno de *su Espíritu*.

El profeta Daniel 9:2 nos dice, que el siervo de Dios estudiaba la Palabra en ayuno. Días de ayuno para interceder y estudiar la Palabra son de grande bendición para la obra de Dios. Pastores y evangelistas deben sacar días completos para apartarse con Dios en ayuno, a interceder por el pueblo y a estudiar la Palabra de Dios. Muchas almas se salvarían y traerían mensajes ungidos que tanto necesita hoy en día el pueblo cristiano y los pecadores. En muchas ocasiones Dios me ha llamado a encerrarme con El para estudiar la Biblia. En esos días de ayuno El me ha dado algunos de los mensajes bíblicos que han estado llevando bendición al pueblo de Dios y trayendo miles de almas a los pies de Cristo. En algunos de esos días encerrado en ayuno, el Espíritu Santo venía sobre mí y explicaba en detalle pasajes bíblicos que yo no entendía. Estudia hermano la Biblia en ayuno y oración para que testifiques con autoridad a los perdidos y ganes almas para el Señor.

En el ayuno servimos a Dios. Lucas 2:37 dice que Ana, la profetiza era una viuda como de ochenta años que vivía en el templo y servía a Dios en sus ayunos y oraciones de día y de noche. Dios la honró pues cuando el niño Jesús fue traído al templo por José y María, el Espíritu lo reveló a Ana y ella llena de gozo dio testimonio al pueblo del Redentor.

Es importante observar que Ana tenía ochenta años de edad y sin embargo ayunaba continuamente. Mi mamá tiene sesenta y siete años de edad en la actualidad (tiempo en que escribo este libro) y recientemente entró en el ayuno del Señor y Dios la guió a los catorce días sin entregar. Moisés ayunó cuarenta días y cuarenta noches y tenía ya más de ochenta años de edad. La Biblia dice que en la vejez daríamos frutos aún, llenos de savia y vigor. No importa la edad, el ayuno es una necesidad para el creyente y una gran bendición para la salud.

Así como los ancianos pueden ayunar, también es posible el ayuno a temprana edad. El pequeño David Waker tenía cinco años de edad y estaba a punto de quedar ciego. Entró en ayuno tres días sin entregar. Se fue a orar a un bosque junto a otros niños. Al tercer día del ayuno oraba intensamente. Dios derramó su poder y lo bautizó con el Espíritu Santo. Fue sanado instantáneamente y regresó a la casa gritando de alegría. A los nueve años de edad Dios lo llamó a predicar. Su padre aún antes de él nacer había hecho catorce días de ayuno sin entregar clamando por las almas perdidas. Dios salvó almas, pero también le dio un hijo predicador usado poderosamente en los Estados Unidos.

CAPITULO 2

TIPOS DE AYUNO

El ayuno parcial es un ayuno bíblico. Daniel 10:2 dice que el profeta ayunó tres semanas en un ayuno parcial. No comió manjares delicados, ni carne, ni vino. ¿Qué comió? La Biblia no lo dice, pero probablemente jugos de fruta. Nota que fueron veintiún días de ayuno parcial y Daniel recibió revelación y visitación especial de Dios.

Algunos evangelistas usan este tipo de ayuno durante los días de campaña. Sólo usan jugos de fruta cada tres o cuatro horas y así tienen casi todo el día para orar y leer la Palabra y mantienen la energía para ministrar. No hay duda que esto es de gran bendición. Personas que tienen mucha dificultad para ayunar pueden hacer ayunos parciales mientras claman a Dios para que les dé unción y fortaleza para los ayunos completos. El ayuno parcial no es por supuesto substituto total para el ayuno completo que es lo más efectivo y lo que fue practicado por los siervos de Dios en los días bíblicos.

UN DIA DE AYUNO

Es bíblico hacer un día de ayuno para alcanzar crecimiento espiritual u otras bendiciones del Señor. En los días de la ley había un día al año señalado para ayuno, el décimo día del séptimo mes. Era una santa convocación y el pueblo se afligía delante de Dios y ofrecía ofrenda encendida a Jehová. Nadie trabajaba en ese día y el pueblo se reconciliaba con Dios. Era un día de reposo y el pueblo se afligía delante de Dios. El ayuno comenzaba el día noveno por la tarde y terminaba el día décimo por la tarde. De seis de la tarde hasta las seis de la tarde al otro día era el ayuno. Un total de veinticuatro horas. Levíticos 23:27:30.Fíjate que en ese día de ayuno el pueblo se dedicaba exclusivamente a Dios. Nadie trabajaba. El pueblo se afligía delante de Dios y se reconciliaba con el Señor. Sería maravilloso que las iglesias ofrecieran a menudo un día de ayuno al Señor. El pastor y toda la congregación en el templo llorando delante de Dios y buscando su rostro en oración. ¡Cuántos se llenarían del Espíritu Santo y serían transformados por Dios! Un reto para nuestras iglesias.

En una ocasión enfrenté un problema muy serio y decidí ofrecer un ayuno de un día al Señor. Me encerré ese día a las seis de la mañana y estuve orando y clamando hasta el otro día a las seis de la mañana. Casi no dormí esa noche para aprovechar el ayuno al máximo. Era un ayuno muy similar al ayuno judío de veinticuatro horas en total comunión con Dios. Apenas pasó un día después del ayuno cuando Dios me dio varias visiones que me mostraban la forma como el problema sería solucionado. Pocos días después sucedió exactamente como EL me mostró en las visiones, y el problema se solucionó. Gloria a Dios.

El libro de Jueces 20:26 nos dice:

> *Entonces subieron todos los hijos de Israel, y todo el pueblo vinieron a la casa de Dios; lloraron y se sentaron allí en la residencia de Jehová, ayunaron aquel día hasta la noche.*

En este ayuno el pueblo clamó delante del Señor hasta por la noche. Es un ayuno muy similar al ayuno de un día que ofrecen los cristianos en la actualidad. No pasemos por alto que el pueblo lloraba delante de Dios y dedicó todo ese día hasta el anochecer al Señor. Entre los cristianos el día de ayuno más común empieza a las seis de la mañana y termina a las seis de la tarde de ese día. Un ayuno así puede ser de gran bendición si tratamos de estar el mayor tiempo posible en oración a Dios y en lectura de la Palabra. Al hacer un día de ayuno de esta naturaleza siempre he sentido hacerlo sin agua. Deseo explicar claro esto del agua, aunque más adelante entraremos en más detalles sobre ello. La palabra ayuno significa abstinencia de alimento. En palabras sencillas, cuando se ayuna,no se puede usar ninguna clase de alimento. En un ayuno total, que es lo usual, no se puede usar jugos, ni café, ni gomas de masticar, ni nada que tenga algún alimento. El agua, sin embargo no es alimento. No tiene nutriente alguno.

Cualquier médico podría decirte que el agua es solamente la que se encarga de transportar las substancias del cuerpo por la circulación de la sangre. En un día de ayuno lo más sensato es hacerlo sin agua ni alimento para que el *sacrificio sea mayor*, pero si se usara agua por alguna necesidad especial, esto *no rompería el ayuno.* Otro detalle importante a mencionar es el hecho que aunque lo ideal es hacer el día de ayuno desde las seis de la mañana a las seis de la tarde, si tuviéramos que entregar antes de las seis de la tarde, por alguna razón especial, lo podríamos hacer y por lo menos habríamos ayunado algo, y si se acompaña con bastante oración, Dios nos premiará por ello. Lo importante es que seas *dirigido* por el Espíritu Santo.

Cuando ores durante el ayuno clama al Señor para que El te guíe a Su plena voluntad y te muestre lo que debes hacer. En ocasiones, durante las campañas he sentido entregar ayunos a las cinco de la tarde para luego viajar hacia la campaña. En otros casos al llegar a las seis de la tarde he sentido prolongar el ayuno por un rato más y he entregado por la noche. La Biblia dice que el Espíritu Santo nos guiará a toda verdad y a toda justicia. Un punto final de extrema importancia es el que vamos a mencionar ahora. Si usted propone en su corazón o siente la necesidad de hacer un día de oración y ayuno, déle oportunidad a Dios de convertir ese ayuno en el *ayuno del Señor.* ¿Qué tiene que hacer? Durante ese día de ayuno clame continuamente a Dios que le dirija y si no es su voluntad que tú entregues a las seis de la tarde, que te indique hasta cuándo tú debes seguir tu ayuno. Tú oras, y si a las seis de la tarde, tú notas que estás fuerte, y sin deseos de entregar, no lo hagas, sigue el ayuno orando y clamando y pidiéndole a Dios que te revele cuándo debes entregar. En esa situación ya tú estarás en el ayuno del Señor dirigido por El, y dispuesto a no romper el ayuno hasta que Dios te lo revele. Puede que Dios convierta el ayuno de un día en uno de dos, de tres, o de más días, El es quien debe dirigirte e indicarte.

AYUNO SIN AGUA

Hemos mencionado que el agua no es alimento y que al usar agua en el ayuno, no rompe el ayuno. Sin embargo, en la Biblia nos muestra ayunos sin agua y puede que Dios te dirija a ello en alguna ocasión yo hice tres días corridos sin agua ni alimentos y mi madre moribunda se levantó y recibió nueva vida. Uno de los ayunos bíblicos sin agua ni alimento fue el ayuno hecho por el apóstol Pablo acabándose de convertir. El libro de los Hechos 9:1-20 nos dice que cuando Saulo De Tarso se dirigía a Damasco a apresar a los cristianos, Jesús se le reveló en el camino. Saulo cayó del caballo y quedó ciego, pero el Señor le dijo que entrara en la ciudad y se le diría lo que había de hacer. Por tres días estuvo Saulo privado de la vista y no comió ni bebió. Encerrado en ayuno y oración Saulo clamaba a Dios arrepentido de sus maldades. En esa situación Dios envió a Ananías el cual le impuso las manos. Al instante cayeron de sus ojos como escamas y recobró la vista; fue lleno del Espíritu Santo y se levantó y fue bautizado en las aguas. Después entregó su ayuno y se fortaleció con alimentos.

Notamos que acabándose de convertir a Cristo ayunó tres días sin agua ni alimento y Dios lo llenó del Espíritu Santo, lo bautizaron en agua y al cabo de pocos días comenzó a predicar la palabra de Dios. El fruto de ese ayuno sin agua ni alimentos fue glorioso. Esto nos muestra que no es prudente desanimar a algunos recién convertidos que sienten ayunar. El ayuno no es para inconversos pero algunos que hacen profesión de fe lo hacen con tal profundidad que el Espíritu Santo puede guiarlos a orar y ayunar inmediatamente para usarlos como usó a Pablo. En estos últimos días esto puede ser muy común, dado lo inminente del *Rapto de la iglesia.*

Al salón donde trabaja el grupo "Cristo viene" en mi ministerio, vino hace poco una jovencita y aceptó a Cristo. Pocos días después nos dijo que sentía ayunar. La orientamos y entró en ayuno y completó cinco días sin entregar. Está firme y gozosa y llena del Espíritu Santo en la iglesia de Camuy y ya se ha ganado a otras almas para Cristo.

El libro de Exodo 34:28 nos habla de otro ayuno sin agua ni alimento. Moisés subió al monte Sinaí y habló cara a cara con Jehová. Moisés estuvo allí con Jehová cuarenta días y cuarenta noches sin comer ni beber. Dios le dio allí las tablas de la ley y al bajar del monte los hijos de Israel notaron que la piel de su rostro se había hecho radiante, por lo cual tuvieron miedo de acercársele. Es algo increíble que pudiera un ser humano resistir cuarenta días de ayuno sin agua ni alimento, pero Moisés estaba todo el tiempo junto a Jehová, y sus fuerzas le sostenían. Estaba en el ayuno del Señor. Moisés ayunaba pero Dios le fortalecía. Dios le llamó al ayuno y Moisés ayunó el tiempo que Dios le guió. Estaba en el ayuno del Señor. La bendición fue tan grande que al bajar del monte hasta el rostro le brillaba.

En un ayuno de varios días sin entregar lo normal es usar agua de vez en cuando. A menos que Dios nos llame al ayuno sin agua, debemos usarla. El agua transportará los desperdicios a los órganos de excreción y hará posible que se disuelvan los ácidos que segrega el estómago. El usar agua, por supuesto no rompe el ayuno.

En una ocasión Dios me llamó a ayunar ocho días sin agua ni alimento. Pensé lo difícil que sería. Yo era maestro de biología y entendía muy bien que sin agua peligraba hasta mi vida pero como Dios me llamó, yo obedecí. Cuando Dios te ordene no titubees, obedécele que El sabe lo que hace. Comencé el ayuno encerrado en una habitación en mi hogar. Oraba y leía la Biblia continuamente. Como al cuarto día de ayuno me sentí muy mal. Sentí que la falta del agua era la causa principal. No sentía fuerzas ni para arrodillarme pero me acomodé como pude y clamé a Dios. De pronto comenzó a caer sobre mí *una llovizna.* El agua entró por mi piel y yo escuchaba el ruido que hacía semejante a un manantial, moviéndose por entre las rocas. A medida que el agua entraba en mi cuerpo yo me iba sintiendo bien. Al terminar la gloriosa experiencia yo estaba plenamente restaurado. Aleluya. Pocos días después volvía a sentirme mal y Dios volvió a ponerme el agua de nuevo. Al terminar los ocho días me sentía muy bien y entonces Dios me mostró que me había puesto el agua en dos ocasiones para mostrarme que el agua no rompía el ayuno. De ahí en adelante el Señor nunca más volvió a llamarme a ayunar sin agua.

AYUNO CON AGUA

En un ayuno de varios días corridos sin entregar, lo común y lo prudente es usar agua. A menos que Dios no te haga un llamado especial de ayunar sin agua, debes usarla en ayuno de varios días.

En Mateo 4:1-2 la Biblia dice: Entonces Jesús fue llevado por el Espíritu al desierto, para ser tentado por el diablo. Y después de haber ayunado cuarenta días y cuarenta noches, tuvo hambre. Siempre me había preguntado si este ayuno sería con agua o sin agua. Una vez un siervo de Dios me dijo: "Tuve una revelación y vi a Jesús en los días de ayuno en el desierto. De pronto aparecieron ángeles y le trajeron agua y vi cuando EL extendió su mano y la tomaba". Yo sentía la presencia del Señor mientras él me contaba. Marcos 1:13 me dice que en sus cuarenta días en el desierto los ángeles le servían. Algo tenían que servirle. El hermano vió en la visión que le traían agua.

La Biblia muestra algo más, pues dice que al terminar Jesús los cuarenta días de ayuno tuvo hambre. No dice que tuvo sed, sino hubiese sentido sed primeramente, después de cuarenta días. Por supuesto hemos repetido ya varias veces que el agua no es alimento. Este es un conocimiento muy importante ya que muchas personas no ayunan más de un día porque no pueden hacerlo sin agua. Por supuesto esto le priva de alcanzar grandes bendiciones en ayuno de varios días, pero al entender que pueden usar agua, muchos ayunan los días que Dios les dirige y reciben gloriosas bendiciones del Señor.

La mayor parte de las veces que Dios me ha llamado a ayuno de días ha sido con agua. No hay una cantidad específica de agua a usarse, ni una cantidad de veces al día a tomarla, sino que tú debes pedirle al Espíritu Santo que te dirija y usarla conforme sientas. No debe usarse agua muy fría. Es preferible agua fresca ya que el frío podría afectar el estómago en la situación de ayuno.

En una ocasión me invitaron a predicar en una campaña con una pequeña iglesia en un campo de Camuy. Comencé a orar por la campaña en forma especial. La iglesia tenía muy pocos miembros y el que no mascaba tabaco, fumaba. Era un barrio, lleno de espiritismo y de romanismo. En una vigilia de oración Dios me reveló que el diablo tenía autoridad total en aquella congregación. Sentí encerrarme en ayuno para romper las trabas del diablo. Propuse estar cuatro días apartado con el Señor. La habitación tenía un aire acondicionado que me mantenía el ambiente fresco. Apenas pasó el primer día de ayuno el aire acondicionado se dañó. El calor era insoportable. El sudor corría por todo mi cuerpo. Usaba agua conforme sentía pero creí que no podría resistir encerrado por cuatro días en aquel calor. En lo más difícil de la situación oraba sin cesar y de pronto sentí una persona detrás de mí. Sentí cuando llegó bien cerca de mi persona y según yo oraba él decía: "Por Jesús". Yo seguía orando y él seguía diciendo: "Por Jesús". Era un ángel que yo había visto en otra ocasión junto a mí. Con esa ayuda maravillosa resistí los cuatro días clamando por las almas en el lugar de la campaña. Terminé el ayuno y di la campaña. Como cuarenta almas vinieron al Señor. Muchos fueron llenos del Espíritu Santo y la pequeña iglesia quedó llena de almas. El sector quedó conmovido. La oración y el ayuno rompió los yugos del diablo y Dios nos dio una gran victoria. En el calor horrible de la pequeña habitación yo no hubiese resistido los cuatro días de ayuno si no hubiese usado agua y si Dios no hubiese enviado un ángel a fortalecerme. Gloria a Dios por su grandeza.

AYUNO DE CONGREGACION

El libro del profeta Joel 2:15 dice: "Tocad trompeta en Sion proclamad ayuno convocad asamblea". Es ayuno de congregación y la Biblia añade: Reunid al pueblo, santificad la reunión, juntad a los ancianos, congregad a los niños y a los que maman, salga de su cámara el novio, y de su tálamo la novia. El verso 17 añade que el ayuno es para interceder por el pueblo para que Jehová no abandone al pueblo y lo perdone de todo pecado. La palabra añade, verso 21, que entonces Jehová hará grandes cosas y el verso 23 dice: "Y hará descender lluvia". Este capítulo de Joel es para los últimos días y nos muestra que para el tiempo del Rapto habría un llamamiento grande de Dios a las iglesias a entrar en ayuno. El llamado es tan solemne que *la palabra* demanda que aun los niños de pecho y los recién casados entren en el ayuno. Es ayuno para orar e interceder por toda la iglesia para que ninguno se pierda. Las iglesias que en estos días postreros respondan a ese llamado y entren completas en el ayuno, se llenarán del poder del Espíritu Santo y los miembros se santificarán y estarán preparados para el *Rapto*. Esto no es cuestión del hombre, sino llamado solemne y decisivo de Dios a todas las iglesias.

En esta forma la tibieza, la vanidad y la comodidad en tantos creyentes modernos será extirpada y podrán escapar de la ira que viene. Ninguna iglesia tendría excusa en seguir en *mediocridad espiritual* cuando la Biblia nos ordena hacer este ayuno de toda la congregación para El colmar la iglesia de *su Espíritu*. Ya es tiempo que las iglesias comiencen a proclamar ayunos como este para que Jehová limpie la grey. Un ayuno de toda la iglesia desde las seis de la mañana hasta la seis de la tarde y todos en el templo orando y llorando delante de Dios, obraría maravillas en la congregación. Pronto será tarde. Ahora es el tiempo aceptable. Cristo viene. Si las congregaciones no se deciden a tiempo a hacer lo que Dios ha prescrito, millares de cristianos tibios y mundanos se quedarán en la gran tribulación. Los pastores que conociendo esta verdad no se deciden a obedecer el llamado de Dios, serán responsables por la multitud de hermanos, que se perderán en sus iglesias. Ninguno de los cristianos de las iglesias que dedican horas diarias a la televisión y están saturados de literatura, música mundana y deporte están en la voluntad de Dios. Tienen que arrepentirse y apartarse del mundo para nacer de nuevo. Sólo un poderoso derramamiento del *Espíritu Santo* puede rescatarlos a tiempo. El ayuno de congregación es la respuesta para la situación actual de las iglesias cristianas. Es el llamado de Dios a las iglesias. El que tenga oído oiga y responda al llamado.

Cuando Dios me envió en enero de 1973 a la República Dominicana con el mensaje del ayuno del Señor, hubo iglesias enteras que entraron en el ayuno. Recibí testimonios de pastores que me decían que estuvieron a punto de dejar la iglesia por problemas, pero al entrar en el ayuno Dios resolvió todo. Otros me escribieron que los dones del Espíritu empezaron a manifestarse en la iglesia, después del ayuno. Otra iglesia me informó que muchos fueron llenos del Espíritu y muchas hermanas se alargaron los trajes. Es el fruto de la oración y el ayuno para las congregaciones.

EL AYUNO TRABAJANDO

Muchas personas me han preguntado si se puede ayunar mientras se trabaja. Lo ideal es apartarse sólo con el Señor para orar y leer la palabra, pero hay personas que les gustaría ayunar con más frecuencia y la única forma de hacerlo sería ayunando en los días de trabajo. Creo es muy importante que hablemos sobre esto en detalles. Durante los primeros siete años de mi ministerio yo trabajé como maestro en la escuela superior de Camuy. En muchas ocasiones sentí el llamado de Dios a ayunar en los días de trabajo. En esos días me levantaba muy temprano y oraba casi hasta las ocho de la mañana cuando marchaba para la escuela. Al regresar al medio día oraba de nuevo y por último cuando salía del trabajo como a las cuatro de la tarde oraba y leía la Biblia hasta el anochecer. En esa forma a pesar de estar trabajando hacía como cuatro horas de oración al día y presentaba el ayuno al Señor por la campaña o por mi crecimiento espiritual. Aún trabajando me mantenía en especial comunión con el Señor y oraba hasta en el pensamiento.

En una ocasión tenía una campaña en Ciales. Allí aún no había ni un templo pentecostal, pero se estaba abriendo obra. El reverendo Israel Laureano me invitó para la campaña. Sentí ayunar por varios días sin entregar, para bendición especial de esa campaña. Dios me fortaleció en una forma increíble y ayuné cinco días corridos sin agua ni alimento mientras trabajaba en la escuela. Aún en el salón de clase estaba en comunión con Dios y oraba en el pensamiento clamando por las almas. La campaña fue una gloriosa victoria. Un buen grupo de almas vino al Señor y Dios obró grandes milagros en la plaza de Ciales. Siempre he notado que cuando logro hacer varios días de ayuno corridos sin entregar, y acompañados de oración abundante, alrededor de siete horas diarias, los frutos de la campaña son mucho mayores de lo común. Todo siervo de Dios que quiere campañas de gran bendición haga varios días de oración y ayuno corridos, sin entregar, antes de la campaña. Es la fórmula de la victoria en el evangelismo y en cualquier otro ministerio. Gloria a Dios.

Si usted siente ayunar en los días de trabajo, hágalo pero ore en esos días lo más posible. Por supuesto trata de ofrecer con frecuencia ayunos en días en que puedas apartarte todo el día con el Señor. Son días finales y hay que hacer el máximo para alcanzar la plena madurez espiritual para irnos en el Rapto.

CAPITULO 3

AYUNOS BIBLICOS Y SU PROPOSITO

El profeta Jeremías 36:9 dice: "Y aconteció en el año quinto de Joacím hijo de Josías, rey de Judá, en el mes noveno, que promulgaron ayuno, en la presencia de Jehová a todo el pueblo de Jerusalén y a todo el pueblo que venía de las ciudades de Judá a Jerusalén. Y Baruc leyó en el libro las palabras de Jeremías en la casa de Jehová, a oídos del pueblo."Todo el pueblo se reunió en ayuno para oír palabra de Dios. Sería de gran provecho que de vez en cuando se proclamaran días de ayuno en las iglesias para estudiar la palabra de Dios.

En 1 de Reyes 21:27 dice:

Y sucedió que cuando Acab oyó estas palabras, rasgó sus vestidos y puso cilicio, sobre su carne, ayunó y anduvo en cilicio, y anduvo humillado. Entonces vino palabra de Jehová a Elías, diciendo: ¿No has visto como Acab se ha humillado delante de mí? Pues por cuanto se ha humillado delante de mí, no traeré el mal en sus días.

La Biblia nos muestra que Elías anunció al rey Acab el juicio de Dios que venía por causa de la maldad que imperaba en el reino. El rey se humilló a Dios en ayuno y el Señor no derramó el juicio en los días de Acab. Ahora mismo nuestro país está sumido en profunda maldad. Los asaltos, crímenes, robos, la adicción a droga, el adulterio, juegos de azar, la prostitución, los abortos, el evitar los hijos (muchos cristianos lo hacen) la idolatría, "la adoración de imágenes y estatuas, la hechicería, (clamar por los muertos) y multitud de otras abominaciones a Dios, son comunes en Puerto Rico. Continuamente Dios revela juicio para Puerto Rico. El pecado provoca *ira de Dios* sobre los pueblos pero si los pueblos se humillan y ayunan, Dios aparta su ira. Esta es la época de hacer como Acab y orar y ayunar por este país para que Dios aparte su ira en nuestros días. Ya la ira de Dios ha caído sobre algunos países. El reciente terremoto en Managua, Nicaragua, fue un juicio terrible de Dios por causa del pecado. Pocos días antes del terremoto estaban a punto de inaugurar un lugar para bailar desnudos. El juicio de Dios prácticamente derribó toda la ciudad. Ofrezcan las iglesias días de ayuno por Puerto Rico para que el juicio de Dios no caiga antes del rapto. Sólo el pueblo de Dios puede lograr que Puerto Rico permanezca en la gracia de Dios y que su mano siga extendida bendiciendo este país. El ayuno de los cristianos es la única esperanza para nuestro Puerto Rico. 2 Crónicas 20:3 la Biblia dice: "Y entonces Josafat tuvo temor; y humilló su rostro para consultar a Jehová, e hizo pregonar ayuno a toda Judá".

¿Qué le pasaba al rey Josafat? Los pueblos paganos de Amón y Moab le declararon guerra. Ante un problema tan serio el rey proclamó ayuno para humillarse y consultar a Dios sobre lo que debía hacer. Es una preciosa lección bíblica que debemos poner en práctica cuantas veces sea necesario. Cuando hay decisiones importantes que tomar o problemas serios que resolver, es un momento adecuado para ofrecer un día de ayuno orando a Dios y consultándole sobre la forma de actuar. Josafat lo hizo ante la terrible amenaza de los enemigos y dice la Biblia que en contestación de su ayuno y oración, vino el Espíritu Santo sobre Jahaziel hijo de Zacarías, y dijo Jehová os dice así: "No temáis delante de esta multitud tan grande, porque no es nuestra la guerra, sino de Dios". 2 Crónicas 20:14 y 17 añadió: "Paraos estad quietos, y ved la salvación de Jehová con vosotros". Dios les indicó que sólo era esperar su obra y así pues Josafat no tuvo que pelear pues los enemigos fueron confundidos por Dios y se mataron unos a los otros. (v.22). Nos muestra esta porción bíblica que en caso de problemas de gran importancia debemos proclamar ayuno pidiendo a Dios que nos muestre qué debemos hacer. En alguna forma Dios nos revelará y nos dará palabra de sabiduría para obtener la victoria y obrará El rompiendo los planes del diablo. Cuando hay problemas en las iglesias, un día de ayuno clamando a Dios para que los resuelva traería la pronta victoria.

En una ocasión demonios tomaron una jovencita de una iglesia pentecostal en un campo de Arecibo. Era un problema serio para la iglesia. Los testigos de Jehová, falsa secta de los últimos días, se burlaban de los padres. Los espiritistas, forma trágica de hechicería o consultar a los muertos, le aconsejaban a los padres que la llevaran a un centro espiritista. (Los demonios se manifiestan y hablan por la boca de los médiums). Los padres me enviaron razón y vine a su hogar. Oré por la niña y al no ver mejoría hice un llamado por radio al pueblo de Dios a entrar en ayuno conmigo para que la niña fuese libertada y el diablo y sus siervos quedarán en vergüenza. Como 300 hermanos se unieron en ayuno conmigo ese día. Esa misma tarde la niña estaba mejor y pocos días después estaba completamente libre. Era un problema serio, pero como Josafat, proclamamos ayuno y las huestes de Satán, fueron derrotados y Dios glorificado.

En algunos casos de enfermedades graves de siervos de Dios, a la Iglesia actual se le ha olvidado el método bíblico del ayuno en masa. Han recurrido a los médicos y a la oración regular. Al fallar estos no se han profundizado en el método bíblico más poderoso que es llamar a ayuno al pueblo. Hombres de Dios aun jóvenes y útiles en la obra han partido antes de tiempo cortados por un cáncer o algún otro ataque del diablo. Si toda una congregación, o varias congregaciones, o todo un concilio hubiesen proclamado un día de ayuno y clamor, hubiesen roto la obra del diablo. Yo lo hice en el caso de mi madre y en sólo tres días sin agua ni alimento ella se levantó. Gloria a Dios. Cuánto más no podrían hacer multitud de creyentes unidos en ayuno. Es bueno entender que la Biblia dice que la vida del hombre es de setenta años y ochenta en los robustos y que Dios ha prometido colmar el número de nuestros días. Exodo 23:25-26. No le permitamos al diablo que corte los cristianos antes de tiempo. Démosle la batallas, que nuestras armas no son carnales sino poderosas con Dios. Gloria a El.

El libro de Esdras 8:21-23 dice:

Y publique ayuno allí junto al río Ahava, para afligirnos delante de nuestro Dios, para solicitar de él camino derecho para nosotros y para nuestros niños, y para nuestros bienes. Porque tuve vergüenza de pedir al rey tropas y gente de a caballo que nos defendiesen del enemigo en el camino; porque habíamos hablado al rey diciendo: "La mano de nuestro Dios es para bien sobre todos los que le buscan, mas su poder y su furor contra todos los que le abandonan. Ayunamos, pues, y pedimos a nuestro Dios sobre esto y él nos fue propicio.

Podemos notar que este es un ayuno para pedir protección a Dios. Esdras marchaba hacia Jerusalén y llevaba muchos bienes. Corrían peligro de ser asaltados en el camino, pero como le habían hablado al rey que Dios protegía a los suyos, no se atrevieron pedirle soldados para que los protegiera. Proclamaron, pues ayuno reclamando a Dios su promesa. Dios no falló. El nunca falla y por consiguiente ellos hicieron el viaje y llegaron a salvo a Jerusalén. Es maravilloso notar la fe de Esdras y los suyos en la palabra de Dios y en el poder del ayuno y la humillación para traer a cumplimiento las promesas de Dios. Es un ejemplo para nosotros hoy en día para que aprendamos a vivir lo que predicamos. Muchos cristianos hoy en día predican que Cristo sana, pero al enfermarse corren al médico. ¿Por qué no podemos creer como Esdras? Si Dios dice que la oración de fe sanará al enfermo y el Señor lo levantará, Santiago 5:14, podemos creer eso y esperar confiados en su palabra. Esperar en Dios y El hará. Si hay dudas y titubeos entra en ayuno y oración para que tu fe aumente y obtengas la victoria y Dios sea glorificado. En el pueblito de Hatillo había un médico que cuando los pentecostales iban a consultarse, después que se marchaban él se burlaba diciendo: "Y eso que dicen que Cristo sana, pero en cuanto les duele algo corren a traerme los $2.00". El Señor era avergonzado por ese impío por causa de la incredulidad de los cristianos. No olviden los hermanos que sin fe es imposible agradar a Dios. ¡Cómo anhela el Señor que creamos a su palabra y confiemos en El! Los que Dios ha llamado a un ministerio son los más responsables de tener fe en su Palabra y vivir su Palabra para poder predicar fe al pueblo. Los pastores y evangelistas y otros líderes cristianos son los más responsables de dar el ejemplo a los creyentes para que el pueblo empiece a depender más de Dios y de su Palabra. No olvidemos que estamos en días de Rapto y vamos a necesitar fe para irnos con Cristo. Hebreos ll:5 dice: "Por la fe Enoc fue traspuesto para no ver muerte, y no fue hallado porque lo traspuso Dios". Dependamos pues, como Esdras, del ayuno y la oración para conquistar las victorias por fe en sus promesas, y no por confianza en la ciencia y el poder de los hombres.

Noten que el propósito del ayuno de Esdras fue para buscar protección de Dios en el viaje a Jerusalén. El necesitaba que Dios impidieran que los ladrones le robaran. Hoy podemos también reclamar protección de Dios para nuestras propiedades y aun para nuestras propias vidas. Muchos hermanos usan perros para proteger sus hogares y propiedades pero la Biblia dice: "Fuera los perros". Apocalipsis 22:15. No es cuestión de perros, sino de hacer lo que hizo Esdras, proclamar ayuno y humillarse a Dios reclamando su protección. La Biblia dice: "El ángel de Jehová acampa en derredor de los que le temen y les defiende. Salmo 34:7.

Antes de salir para la campaña de Santo Domingo varios hermanos me previnieron que Dios le había revelado que iban a atentar allá contra mi vida. Oré profundamente mientras ayunaba varios días, antes de salir para la República Dominicana. Una de las noches de la campaña subió un hombre a la plataforma. Pasó por entre los ujieres y por debajo de las sogas y luego subió las escaleras de la plataforma y nadie lo vio. Es increíble pero yo vine a verlo cuando estaba a mi lado. Venía saturado por el espíritu de Satanás. En el instante en que lo vi el poder de Dios me cubrió y sin poder pensarlo siquiera le grité: "¡Que el Señor te reprenda!". El hombre se quedó inmóvil, muchos hermanos corrieron y lo agarraron.

Cuando bajaban con él de la plataforma, sentí una profunda compasión por aquella persona, me acerqué y le dije a los hermanos: "Suéltenlo, lo abracé y le dije que Dios lo amaba y que alabara conmigo al Señor. El hombre empezó a alabar a Dios y toda la multitud fue conmovida por la presencia del Señor. La oración y el ayuno rompió la trama del diablo y Dios se glorificó. Dios no ha cambiado. Ayuna y ora y humíllate a Dios clamando por protección para tus hijos, tus propiedades y hasta tu propia vida.

El libro de los Hechos 13:2-3 nos dice: "Ministrando estos al Señor y ayunando, dijo el Espíritu Santo: "Apartadme a Bernabé y a Saulo para la obra a que los he llamado. Entonces, habiendo ayunado y orado, les impusieron las manos y los despidieron. En este importante pasaje podemos ver cómo la Iglesia Apostólica era dirigida por el Espíritu Santo. No enviaron a Pablo y a Bernabé porque lo razonaron con su intelecto, sino porque el Espíritu Santo habló y lo ordenó. Hoy necesitamos que el Espíritu Santo hable en la iglesia. Si el Espíritu Santo hablaba en la iglesia primitiva debe permitírsele que hable hoy también. Notemos que el pasaje añade que la iglesia ayunó y oró antes de enviar los misioneros. Las iglesias de hoy en día deben también depender del ayuno y la oración para hacer decisiones importantes y abrir la puerta para que el Espíritu hable en la congregación.

En muchos casos hay temor de que Dios hable pues no hay discernimiento para saber si es el Espíritu de Dios o la carne del hombre, o el diablo el que está hablando. Los hombres con sus propios razonamientos son los que a veces envían y trasladan y ordenan los ministerios. Por eso hay tantos ministerios estériles y fracasados hoy en día. Volvamos a los métodos bíblicos. Oremos y ayunemos más para que los que vayan se muevan en victoria.

En los últimos años de mi ministerio he obtenido las victorias de las campañas antes de comenzar la actividad. Al reunir los pastores un día antes de la cruzada de fe, he podido decirles: "Ya Dios nos ha dado la victoria y miles aceptarán a Cristo". ¿Cómo es posible eso? He orado y ayunado varios días corridos sin entregar antes de la campaña y en esos días de oración y ayuno, Dios me ha mostrado la victoria. Antes de Pablo y Bernabé partir en el viaje misionero la iglesia oró, ayunó y los envío. Mientras ayunaba la iglesia, el Espíritu habló de este viaje. Toda la victoria fue debido al ayuno y oración de ellos. Cambiémos los métodos modernos de letra y razonamiento humano por el método de Dios de ayuno y oración y tendremos las grandes victorias de la iglesia apostólica.

La vida apostólica era una vida profunda con Dios. En 2 Corintios 6:5-7 el apóstol Pablo habla de su vida y dice: "En azotes, en cárceles, en tumultos, en trabajos, en vigilias, en ayunos; en pureza, en ciencia, en paciencia, en bondad, el Espíritu Santo, en amor sincero, en palabras de verdad, en poder de Dios, con armas de justicia a diestra y a siniestra". Observa que ayunos y vigilias y manifestación del Espíritu Santo era la vida apostólica. Multitud de los líderes de hoy, pastores, evangelistas, maestros de escuela bíblica, superintendentes, secretarios de misiones y otros se embargan en los compromisos materiales y se olvidan de la vida espiritual profunda que Dios demanda de cada creyente. Como consecuencia de su vida superficialmente espiritual, muchas decisiones y enseñanzas se tornan carnales y no por el Espíritu de Dios. No olviden nuestros líderes cristianos que entre más alto nos ponga el Señor más espirituales debemos mantenernos para hacer decisiones y razonar por su Espíritu. No importa cuantos trabajos y obligaciones podamos tener, no debemos caer en el pecado de apartarnos del primer amor. Apocalipsis 2:4 dice: "Pero tengo contra ti, que has dejado tu primer amor. Recuerda, por tanto, de dónde has caído. Y arrepiéntete y haz las primeras obras, pues si no vendré pronto a ti, y quitaré tu candelabro de su lugar, si no te hubieres arrepentido. Nos enseña la palabra que no importa cuantos títulos tengas no te puedes descuidar en esa vida de ayuno y oración y profunda comunión con Dios que hará posible que seas guiado por el Espíritu Santo.

El libro del profeta Jeremías, capítulo 14, nos relata que por el pecado de Israel vino una terrible sequía. El pueblo clamó a Dios pero el Señor dijo: "Se deleitaron en vagar, y no dieron reposo a sus pies; por tanto, Jehová no se agrada de ellos, se acordará ahora de su maldad, y castigará sus pecados (v.10). Y el Señor le dijo al profeta: No ruegues por este pueblo para bien. Cuando ayunen, yo no oiré su clamor, y cuando ofrezcan sacrificio y ofrenda no lo aceptaré, sino que los consumiré con espada, con hambre y con pestilencia (vv.11 y 12). Este pasaje del libro de Jeremías nos muestra que el hombre puede llegar a un grado de maldad que ni el ayuno pueda socorrerlo. Eran tantas las veces que Dios había amonestado a Israel y le había enviado aviso y se había arrepentido de castigarles que esta vez ni aun en ayuno Dios quiso oírlos y lanzó juicio sobre ellos. Te muestra esto que no podemos insistir en permanecer en lo que desagrada a Dios pues podríamos alcanzar la condición espiritual en la cuál ni con ayuno Dios nos contestaría. Algunos cristianos de hoy que se les predica continuamente contra la mundanalidad y la vanidad de este siglo e insisten en seguir contaminados con inmundicias como la televisión, el deporte, la música mundana, la literatura mundana y aun el juego de lotería, puede que ayunen y Dios no los oiga. Si su corazón está decidido para Dios y usted está apartado del mundo y tratando de agradar en todo a Dios conforme a su palabra,entonces ayune, ore y recibirá grandes bendiciones del cielo.

Algunos puede que Dios no les oiga pues no aman a ciertos hermanos, murmuran del pastor, critican a otros predicadores y ofenden al prójimo. Otros puede que no den el diezmo o no paguen sus deudas. Algunos han ofendido a otra persona, hasta odian y guardan rencor. En esa forma no recibirían nada de un ayuno. Limpia tu vida, y decídete para Dios y el ayuno te traerá grandes bendiciones del Altísimo.

El libro de Jueces 20:25 nos dice que todo el pueblo de Israel vino a la casa de Dios; y lloraron, y ayunaron aquel día hasta la noche. ¿Qué había pasado? Israel había sufrido una derrota terrible a manos de los hijos de Benjamín. Miles habían sido matados. El pueblo proclamó ayuno y preguntaron a Jehová si volvían a intentar salir contra los hijos de Benjamín. Dios contestó: "Subid porque mañana yo os los entregaré". Volvieron de nuevo los hijos de Israel a salir contra Benjamín y los derrotaron esta vez en forma plena. Un día de ayuno de todo el pueblo cambió de derrota en victoria. Iglesias no crecen pueden hacer como Israel. La iglesia entera proclamar ayuno y reunirse todos a llorar delante de Dios para que convierta las almas. En esa forma la derrota puede ser transformada en victoria.

En pueblos donde la obra se hace muy difícil, las iglesias de las diferentes denominaciones se pueden reunir en ayuno clamando por las almas en ese pueblo y Dios rompería los yugos del diablo y las almas se convertirían. No es cuestión de ampararse en la excusa de decir: "Este pueblo es muy duro para el evangelio", sino en darle la batalla al diablo y unirse todas las iglesias en un día de ayuno como hizo Israel y llorar por ese pueblo y Dios dará la victoria. En vez de estar contendiendo y criticándose las unas a las otras, como sucede tan frecuentemente las diferentes iglesias cristianas deben unirse a orar y a ayunar para que la obra de Dios crezca y el Señor sea honrado. Estos ayunos unidos pueden celebrarse con frecuencia hasta que la gloria de Dios se manifieste.

Los concilios podrían proclamar días de ayuno en que todos los hermanos de sus iglesias estuvieran en un ayuno de seis de la mañana a seis de la tarde, clamando por el país. Así se podrían romper los yugos del vicio y la prostitución, los crímenes y otras obras del diablo que oprimen los pueblos. Aún más importante todavía, todos los concilios podrían unirse y proclamar un día de ayuno por el país. Esto implica que cientos de iglesias de múltiples denominaciones estarían todo el día en ayuno unidos espiritualmente clamando por liberación para los males del país. Ya es tiempo que los líderes de los concilios se unan, y se unan para planear actividades espirituales como éstas que provoquen un impacto espiritual en nuestro país. Dejemos ya de criticarnos los unos a los otros y de contender hermano contra hermano y unámonos en la batalla contra el enemigo común que es el diablo. Usemos en unidad espiritual el arma más poderosa del cristiano; la oración y el ayuno. Tenemos la fórmula. Si no actuamos seremos responsables delante de Dios de tantas bendiciones que el país pudo haber recibido y no las recibió por la indiferencia del pueblo de Dios. Proclamémos un día de ayuno todos los cristianos unidos en este país y repitamos la actividad con frecuencia adecuada y veremos la gloria de Dios. ¿Queremos avivamiento? Entremos en el avivamiento. En la unidad, el ayuno y la oración está la respuesta. Hagamos lo que enseña la Biblia en Joel 2:15-27. Vivamos la palabra y caerá lluvia y todo prosperará espiritualmente y materialmente.

Así dice Jehová: Paraos en los caminos y preguntad por las sendas antiguas, cuál sea el buen camino, y andad por él y hallaréis descanso para vuestras almas. Más dijeron: No andaremos. Jeremías 6:16. Israel no obedeció y el juicio de Dios los alcanzó. Al igual que Israel está haciendo hoy día la iglesia actual, y si no nos tornamos a la senda antigua el juicio nos alcanzará y miles de hermanos modernos tibios y mundanos se perderán.

El profeta Jonás llevó mensaje de juicio a la gran ciudad de Nínive. Jonás les gritó: "De aquí a cuarenta días Nínive será destruida". Jonás 3:4. La gente de Nínive proclamaron ayuno y se humillaron a Dios. Y llegó la noticia al rey de Nínive y éste se despojó de sus vestiduras reales y se humilló a Dios y proclamó un ayuno llamando todas las gentes y los animales a entrar en ayuno sin agua ni alimento y a clamar a Dios y a convertirse de sus malos caminos para que Dios apartara la ira y no los destruyera. Y vio Dios lo que hicieron y no lanzó juicio sobre la ciudad. Jonás 3:5-10. Por el ayuno y la humillación se salvaron 120,000 personas de la muerte. Aún los animales se quedaron sin comer. Hoy en día hay hermanos que por causa de los animales no pueden quedarse un día de ayuno entero en la iglesia. Ayuna hermano de vez en cuando, con toda tu casa incluyendo los niños y los animales y saquen el día para clamar y Dios te bendecirá en forma poderosa y te prosperará en todo y los niños y los animales se colmarán de salud.

En 1 Samuel 7:5-14 la Biblia dice:

Y Samuel dijo: Reunid a todo Israel en Mizpa, y yo oraré por vosotros a Jehová. Y se reunieron en Mizpa, y sacaron agua y la derramaron delante de Jehová, y ayunaron aquel día.

Después de ese ayuno los filisteos vinieron contra Israel pero Samuel oró a Dios y Jehová tronó aquel día sobre los filisteos, y los atemorizó y fueron vencidos por Israel. Y la mano de Jehová estuvo contra los filisteos todos los días de Samuel y hubo paz. ¿Cuál era el secreto da Samuel? Oró y ayunó y llamó al pueblo a ayunar y a humillarse a Dios. Bienaventurados los líderes que hoy en día oren y ayunen y exhorten al pueblo a orar y ayunar. Dios tronará a favor de ellos y les colmará de paz.

El libro de Ester 3:13 nos dice que el rey envió cartas a todas las provincias con orden de destruir, matar y exterminar a todos los judíos jóvenes y ancianos, niños y mujeres, en un mismísimo día, y de apoderarse de sus bienes. Era una sentencia terrible. La orden estaba dada y parecía que nadie podía librar los judíos de total exterminio. En cada lugar donde el decreto del rey llegaba, los judíos ayunaban y lloraban y se lamentaban. Y dice la Biblia que le trajeron la noticia a Ester. Ella ordenó que reuniesen los judíos que estaban en Susa y ayunaran tres días sin agua ni alimento. Ella también ayunó con sus doncellas por tres días para luego ver al rey. Al tercer día del ayuno entró Ester en el patio interior de la casa del rey y cuando éste la vio extendió hacia ella el cetro de oro en señal de gracia. Ella lo invitó a un banquete y el rey accedió. En el banquete el rey le prometió contestarle cualquier petición. Ester capítulos 4 y 5. Ester le pidió al rey que salvara la vida de su pueblo. Ester 7:3. El rey le concedió la petición a Ester para que escribiese un edicto a favor de los judíos conforme ella quisiese. El edicto a favor de los judíos los salvó. Ester 8:5-17. Lo que parecía muerte y destrucción para el pueblo judío se convirtió en una gran victoria por el ayuno de todo un pueblo. Tres días de ayuno y oración sin agua ni alimento salvaron toda una nación del exterminio. Es el sistema de la Biblia. Es el método prescrito por Dios. Usalo para que obtengas grandes victorias espirituales y materiales de parte de Dios.

En 1 Reyes 19 la Biblia nos dice que después que Elías mató los profetas de Baal, la reina Jezabel le envió un mensaje amenazándolo de muerte. Elías huyó al desierto y sentándose debajo de un enebro, le pidió a Dios que le quitara la vida. Ahí se le apareció un ángel y le sirvió comida y agua. Elías se durmió pero el ángel lo despertó de nuevo y le dio comida y agua y le dijo que largo camino le restaba. Elías caminó entonces cuarenta días y cuarenta noches hasta llegar al monte de Horeb, el monte de Dios.

Allí Jehová le habló y le envió a ungir los reyes que reinarían sobre Siria y sobre Israel y a Eliseo para que fuera profeta en su lugar. Partió entonces de allí Elías, halló a Eliseo y le hizo llamamiento. Luego llevó palabra de juicio de parte de Jehová al Rey Acab por causa de su pecado, a Jezabel por su maldad. 1 Reyes 21: 17-24.

Podemos notar que cuando Elías huyó al desierto iba completamente derrotado y pidió hasta la muerte. Luego que ayunó cuarenta días y sus noches, no sólo llegó al monte de

Dios, sino que lleno de valor y de fe fue y ungió a reyes, y al profeta Eliseo, y esta vez se enfrentó a Acab y lanzó juicio contra él y contra Jezabel de la cual había huido antes. Los cuarenta días de ayuno trajeron una nueva unción al ministerio de Elías. Luego, ni la muerte pudo con él, pues Dios se lo llevó vivo en un carro de fuego hacia el cielo. Muchos ministerios hoy en día necesitan entrar en el ayuno del Señor para alcanzar el monte de Dios y una nueva unción que produzca la plenitud del fruto que el Señor les quiere dar.

Un hombre que oraba y ayunaba hizo posible que el evangelio llegara a su casa y naciera la iglesia gentil. La Biblia dice que un hombre llamado Cornelio, temeroso de Dios oraba y ayunaba como a las tres de la tarde. De pronto se le apareció un ángel y le dijo que sus oraciones y limosnas habían llegado delante de Dios. El ángel le dijo, que mandara a buscar a Pedro y él le traería palabras de vida. Cornelio era un gentil, sin embargo su sinceridad hacia Dios hizo que éste le oyera. Tenemos que considerar también que sus oraciones y limosnas estaban acompañadas de ayuno. Hechos 10:30-31.

Respondiendo al llamado de Dios, Pedro vino a casa de Cornelio y les predicó a Jesús como único y exclusivo Salvador. Aún sin terminar el mensaje, el Espíritu Santo descendió como en Pentecostés y los gentiles fueron llenos del *poder de Dios*. Hechos 10:44. Ahí nació la iglesia gentil, la iglesia de la actualidad. Un hombre que oraba y ayunaba provocó esta poderosa bendición.

Observa que la iglesia judía nació en Pentecostés. Ciento veinte creyentes hacía diez días que esperaban apartados con Dios. La iglesia gentil nació por el ayuno y la oración de Cornelio que hacía mucho tiempo clamaba a Dios. La oración y el ayuno fue responsable del nacimiento de la iglesia de Jesucristo. Cristo compró en la cruz los creyentes con sangre El hizo el sacrificio sublime. El abrió la puerta, pero para poder entrar hubo que *orar, ayunar y humillarse a Dios*.

CAPITULO 4

TEMAS IMPORTANTES RELACIONADOS CON EL AYUNO

1. ANTES DEL AYUNO

Cuando tú sientas el llamado a ayunar, o propongas en tu corazón un ayuno por alguna necesidad, debes dedicar algunos días a orar en forma especial clamando a Dios para que el Espíritu Santo te dirija y te unja para ello. Es recomendable que el día antes de entrar en el ayuno le pidas a algún siervo de Dios que te unja clamando a Dios para que su fortaleza esté sobre ti y el ayuno te sea de gran bendición espiritual. Todos los miembros del ESCUADRON CRISTO VIENE que sienten entrar en ayuno de días, antes de entrar en el ayuno les imponemos las manos, los ungimos con aceite y clamamos a Dios para que les imparta Espíritu de fortaleza y Espíritu de oración y les guíe al número exacto de días que es su voluntad para la persona. La experiencia común entre nosotros es que no sólo Dios les imparte gran fortaleza para el ayuno, sino que El también les revela el número de días para el ayuno. Ese es el ayuno del Señor, dirigido y ungido por el Espíritu Santo para plena bendición de Dios. Es ayuno de victoria.

2.¿CUANTOS DIAS DEBES AYUNAR?

No hay un número de días específicos que podamos señalar para una persona. Sencillamente varía con cada creyente, y cada cual debe ser dirigido por el Espíritu Santo.

Dios es el que sabe los días que necesitas en cada, y para cada situación.

En algunos casos puede que Dios te dirija a ayunar solamente un día hasta las seis de la tarde. En otras ocasiones puede que varíe. En la campaña de Santo Domingo el Señor me dirigió en los últimos días de la campaña a ayunar tres días corridos entregando después de los cultos.

Sentí levantarme a las cinco de la mañana y oraba como siete horas durante el día clamando por las almas y por los enfermos. Me marchaba en ayuno a predicar y entregaba el ayuno como a las once de la noche al regresar de la predicación. En otras campañas he sentido la dirección de Dios de entregar los ayunos a las cinco de la tarde y luego marchar a la campaña. En ocasiones no he sentido ayunar nada durante la campaña, aunque Dios me dirige casi siempre a ayunar varios días corridos sin entregar antes de comenzar las campañas. Aún esto varía, pues para algunas campañas sólo he sentido hacer tres días de ayuno sin entregar y para otras una cantidad mayor de días. Por supuesto lo más importante es tratar de apartarse solo con el Señor para dedicarse casi exclusivamente a orar y leer la Palabra. Un ayuno de dos o tres días sólo con el Señor, y dedicado exclusivamente a la oración y a la Palabra puede ser de más beneficio que un ayuno más largo en el cual la persona se mueva por el día a conversar con los hermanos y a participar en otras actividades.

Para la campaña en Boston Dios me guió a cinco días de ayuno sin entregar. Oraba siete o más horas diarias clamando por las almas. Bien de madrugada estaba ya orando. Dios me dio dos relaciones que hicieron posible que antes de la campaña yo le profetizara a los pastores lo que iba a suceder. En una de ellas me mostró un bollo de pan tan grande como no los hacen aquí en la tierra. Entendí que llevaba pan del cielo para ese pueblo. Así fue, pues los mensajes fueron de fuego y transformaron no sólo a los creyentes de las iglesias sino aun a muchos pastores conforme ellos mismos testificaron. En la otra revelación yo vi mis manos encendidas con fuego y trataba de apagarlas, pero no podía. Sentí que Dios me iba a usar en imposición de manos para el bautismo del Espíritu Santo. Así fue y gran parte de los convertidos recibieron el poder de Dios. Muchos cultos terminaron a la una de la mañana por el derramamiento glorioso del Espíritu. 1.040 almas aceptaron a Cristo en las tres semanas de campaña.

Para la campaña en Barahona, República Dominicana sentí hacer ocho días de ayuno. En ocasiones me sentí muy débil pero Dios me ayudó a terminarlos. En esos días clamé a Dios de todo corazón sabiendo que este era un lugar de hechicería y de continua manifestación de demonios. La lucha contra Satanás en esta campaña fue terrible pero la victoria fue gloriosa. 2.279 almas aceptaron a Cristo. Dios obró grandes milagros y una de las Iglesia tenía alrededor de ochenta miembros nuevos después de la gran cruzada de fe. Gloria a Dios que nos ayuda a ayunar para romper los yugos del diablo. La oración y el ayuno es la fórmula de Dios para las grandes *victorias espirituales.*

Para la gran campaña en Chicago 1971, Dios me llamó a ayunar diez días sin entregar. Me encerré en un sótano allá en Chicago. Oraba alrededor de diez horas diarias clamando por una gran cosecha de almas. Muchos hermanos venían a ese sótano en ayuno a clamar conmigo pero otros venían a que yo orara por ellos. Algunos traían enfermos para que les orase. Entiende esto claro hermano, un ayuno de días sin entregar es un período para tú llenarte del poder de Dios y, luego llevar la bendición al pueblo. No es un período para tú estar orando por los demás, pues esto te debilitará en forma innecesaria. En esos diez días me sentí en ocasiones muy débil debido al esfuerzo que hacía al orar por los demás. No cometas tú ese error. Si otros vienen durante tu ayuno que sea a orar contigo, y a orar por ti para que Dios te colme de bendiciones. De todos modos, lo ideal en un ayuno de días es apartarse sólo con Dios como hicieron Jesús y Moisés en sus ayunos de cuarenta días. Cuando esto no sea posible, otras formas de ayuno ya antes explicadas pueden ser de gran bendición. Después de esos diez días de ayuno, Dios nos dio una gran campaña en la que 2.546 almas aceptaron a Cristo y grandes milagros fueron obrados por el Señor. Es el sistema de la Biblia y Dios no falla en hacer conforme ha prometido. Antes de su glorioso ministerio terrenal Jesús ayunó cuarenta días en el desierto completamente solo con el Padre, y luego volvió en el poder del Espíritu a echar fuera demonios, sanar los enfermos y llevar Palabra de vida a las gentes. El ayuno de cuarenta días de Moisés salvó a Israel de la destrucción. Los ayunos de Daniel trajeron grandes bendiciones a la nación judía. Los ayunos de Pablo, levantaron uno de los ministerios de Dios de fruto más abundante. Es la fórmula bíblica. Es la senda antigua.

El profeta Jeremías 6:16 dice:

> *Así dijo Jehová, paraos en los caminos, y mirad, y preguntad por las sendas antiguas, cual sea el buen camino, y andad por él, y hallaréis descanso para vuestras almas. Mas dijeron: No andaremos.*

Los héroes del antiguo testamento caminaron por esa senda. Moisés, Elías, Daniel y otros lo hicieron, Jesús mismo lo tuvo que hacer. La iglesia apostólica lo hizo; por eso había poder y santidad en sus vidas. Dios llama a la iglesia actual a la senda antigua; oración, ayuno y comunión continua con Dios. Israel dijo: "No andaremos por esa senda", pero cayeron bajo el juicio de Dios. Si la iglesia actual no se decide a tornarse del modernismo y la tibieza espiritual a la senda antigua de la vida profunda con Dios, también caerá bajo el juicio de Dios. A los tibios El los vomitará por su boca. Apocalipsis 3:16. Los líderes actuales son los responsables de lanzar el llamado al pueblo y de dar el ejemplo. El tiempo es corto. Pronto será tarde. Es ahora, o nunca. Paraos y caminad por la senda antigua que el tiempo se ha cumplido.

Puedes notar que el número de días varía y sólo el Espíritu Santo puede dirigirte y mostrarte los días adecuados para ti. Lo importante es que tú entiendas lo importante del llamado de ayuno y oración para ti y te decidas a responder y clames con profundidad para que Dios te dirija en forma precisa. En el comienzo de mi ministerio Dios me dirigió a ayunar todos los días entregando a las seis de la tarde. Así pasaron como alrededor de dos meses y luego el Espíritu me dirigió a seguir la cadena de ayunos entregando al regresar de los cultos, lo cual venía a ser como a las once de la noche. Así me guió el Señor a 150 días de ayuno corridos. (cinco meses). El último día de esta cadena fue un domingo y cuando iba a entregar el Señor me mostró que esta vez no entregaría sino que seguiría sin entregar por siete días. Implicaba esto que seguiría corrido sin entregar hasta el sábado a las doce de la media noche. Me sentía tan bien y tan fortalecido que pensé que esos siete días me serían muy fáciles pero a eso del miércoles estaba tan débil que casi no podía caminar. El diablo me daba visiones y me pasaba bandejas de comidas frente a mis ojos. Ese día me arrodillé y le dije al Señor: "Dios mío si Tú no me hablas de nuevo y me dices que siga el ayuno yo entrego pues ya no resisto más".

Estaba decidido a entregar el ayuno si Dios no me daba una confirmación más. En esos momentos tocaron a la puerta. La hermana Ninfa Rivera, sierva de Dios, entró al hogar. Al verme casi se escandalizó. Me iba ya a decir: "Hermano entregue el ayuno que se ve muy debilitado", cuando de pronto la tomó el Espíritu Santo e inspirada por el poder me gritó: "Hasta el sábado fue que te dije". Ella misma se impresionó y yo sólo pude decir: "Amén Señor". Seguí el ayuno el resto de la semana y cada día estaba más débil pero confiado que estaba haciendo Su voluntad. Así llegó el sábado que era el último día del ayuno. Me sentía tan débil que casi no podía caminar.

Tenía un compromiso de predicación para esa noche en un campo de Arecibo. Pensaba cómo podría predicar en esas condiciones. Parecía imposible pero mi fe estaba en el poder de Dios. Cuando estamos haciendo su voluntad podemos confiar en que El no nos dejará en vergüenza. Marché esa noche al culto. Casi me arrastré para llegar al altar de la iglesia y luego me tiré allí en una silla. No podía ni pararme. Solo decía: "No se cómo será pero Tú lo harás Señor". Cuando me entregaron el culto logré llegar lentamente hasta detrás del púlpito. Saludé a los hermanos y ahí descendió sobre mí el Espíritu Santo y me envolvió como una nube. La debilidad se desapareció en forma increíble. Sentía una fortaleza sobrenatural. La Biblia dice: "Nuestra fortaleza viene de Jehová, que hizo los cielos y la tierra". Gloria a Dios. Todo es posible para el que cree. Prediqué como media hora con gran unción. Muchos pasaron al altar llorando, y al orar por los enfermos todos los enfermos testificaron sanidad. Me sentía nuevo. Regresé a Camuy a mi hogar, y a las doce de la noche entregué el ayuno. Si Dios te dirige todo será victoria. Ayuna hasta que la contestación llegue, o Dios te revele que la victoria está concedida. Algunos ayunos bíblicos sólo duran tres días. Otros siete, y otros cuarenta días. Dios te guiará a ti, si así lo pides a El de todo corazón y tu propósito es agradable a El.

Dios puede hablarte en muchas formas para mostrarte los días de tu ayuno. En el libro podrás ver las formas como Dios me ha hablado en diversas ocasiones. Resumiendo, El puede hablarte en un sueño, en una visión, por profecía, con voz audible, o a tu corazón. Como sea, en todo caso pide confirmación. El no fallará en confirmar para que creas que es EL. La Biblia dice que su Espíritu nos guiará a toda verdad y a toda justicia.

Si en alguna ocasión durante el ayuno te sintieras muy mal, reprende al diablo, en el nombre de Jesús y reclama su fortaleza. Si no puedes orar en voz alta, medita en Cristo y sus promesas de fe, y reclama en confianza y espera en El, El Señor no fallará en renovarte las fuerzas. Cuando sientas mal gusto en tu boca, haz buches con Astringosol, o Listerine. Esto a veces es natural por la segregación de los ácidos del estómago. No te preocupes. Con esos buches después de lavarte la boca, será suficiente.

Si el cuerpo se siente caliente, no temas pues es el resultado natural de la oxidación de los desperdicios en los intestinos. Implica que tu cuerpo se está limpiando.

Si alguien está afligido con un cáncer maligno y sabe que es una enfermedad de muerte, es ciertamente una decisión sabia entrar en el ayuno del Señor hasta que Dios lo sane.

3. EL BAÑO

Muchas personas preguntan si es lícito bañarse en los días de ayuno. No hay nada en la Biblia que lo prohíba. Muchos lo recomiendan para así limpiar los desperdicios que se acumulan en la piel durante el ayuno. Al igual que en otros aspectos donde no haya una instrucción bíblica específica, debemos buscar la dirección del Espíritu Santo. En mis experiencias en el ayuno, en la mayor parte de los casos no he sentido la dirección de Dios de bañarme. Lo he hecho el día que he entregado el ayuno. En raras ocasiones durante los días de ayuno sin entregar he sentido darme un baño, y en esos casos he sentido bienestar físico. Diría que me ha sido de bendición pero casi nunca he sentido la dirección de Dios para hacerlo.

Cristo ayunó cuarenta días y sus noches en el desierto. Allí no había agua, por tanto el Señor tuvo que estar todo ese tiempo sin bañarse. En el ayuno de Moisés de cuarenta días y sus noches en el monte, estuvo todo el tiempo en la presencia de Dios. No creo posible que él pudiera bañarse durante ese tiempo en tal situación. En sus tres días de ayuno Pablo se encerró sin agua ni alimento y oró todo el tiempo. A pesar de todo no podríamos decir que está prohibido bañarse en ayuno. Sencillamente ore y deje al Señor que le dirija.

4. PUNTO IMPORTANTE

Algunos hermanos prácticamente han perdido sus ayunos por la forma imprudente en que otros hermanos han actuado. El ayuno es una actividad profundamente espiritual y requiere continua comunión con Dios. Nadie debe hablarle a la persona que está en ayuno de ningún otro tema que no sea lo de Cristo. Debe tratar de estimularse a orar en abundancia y a leer la palabra para recibir el máximo del beneficio. Recuerdo situaciones en que personas en ayuno por varios días fueron atribulados en tal forma por la conversación de otros, que arruinaron su ayuno y pusieron en peligro su salud. Cada hermano debe ser prudente y no llevarle ninguna clase de problemas, ni discusiones al que está en ayuno. No le hable de comidas. Esto le podría afectar. No murmure de personas que están en ayuno. Alguien podrá ir y contarle y crearle un problema emocional que le debilite para seguir en ayuno. Ora por los que están en ayuno. Clama por ellos y no seas tú un instrumento que vaya a ser usado para malograr un ayuno que puede ser motivo de victoria decisiva para un hermano necesitado.

5. DESCANSO

Es muy importante entender este punto de vital importancia para el éxito de un ayuno. Lo prudente y lo normal es no acostarse muy tarde para luego poder madrugar bien temprano a orar. En la mayor parte de mis ayunos de días, he tratado de terminar mi último período de oración alrededor de las once de la noche. En esa forma no me acuesto a dormir muy tarde, para así descansar varias horas y levantarme a orar bien temprano. Por lo general Dios me despierta a orar bien temprano, durante los ayunos. En algunos casos me llama por mi nombre. Al yo escuchar su voz llamándome, entiendo enseguida que tengo que levantarme a orar. Si nos acostáramos demasiado tarde podríamos arruinar la oportunidad de orar de madrugada. Creo que es muy importante que una vez llevemos varios días de ayuno sin entregar, nos levantemos por lo menos a las cinco de la mañana para comenzar el primer período de oración. En mi caso Dios mismo me llama por lo general a las tres o cuatro de la mañana. Esto varía pero usualmente muy de madrugada. Esas primeras horas de oración son muy importantes para asegurar la victoria en el ayuno. En los ayunos largos casi siempre duermo alrededor de cuatro a cinco horas solamente por la noche. Nunca se debe dormir de día. Las horas del día son para orar y leer la Biblia.

He mencionado la situación usual a la cual me dirige el Espíritu Santo en los ayunos en relación al descanso pero esto no implica que no puede haber otra alternativa. Algunas personas sienten descansar más de lo que yo he mencionado. Puede que en algunos casos el Espíritu Santo te dirija a cualquier otra alternativa. Siempre debemos estar alerta para cualquier dirección del Espíritu. El sabe lo que hace y cuando nos muestra algo debemos obedecer sin titubear.

6. ORACION

No hay nada más importante durante el ayuno que la oración. En esos días y noches tratamos de orar el máximo. En días de ayuno siempre he tratado de orar siete o más horas diarias. En un ayuno reciente oré catorce horas en un día. No sólo oramos por nuestro crecimiento espiritual sino también por las iglesias, los pastores, los evangelistas, las obras en las cárceles y hospitales, las campañas evangelísticas y otros temas. Cada cual debe enumerar y apuntar en una libretita los temas por los cuales debe orar y asegurarse que los cubre todos. En esos días de ayuno es la oportunidad para interceder en forma especial por los familiares inconversos, por los vecinos, por los hermanos flojos en la fe y por multitud de siervos de Dios que se esfuerzan por alcanzar las almas. A veces puedes cansarte orando de rodillas pero no por eso dejes de orar. Puedes orar sentado y aun acostado, siempre y cuando mantengas la concentración en la oración. La gran victoria del ayuno depende de la oración. Alaba en abundancia al Señor mientras oras.

7. EL AYUNO Y LA SALUD

Algunos no se atreven ayunar pues temen que les afecte la salud. Es importante entender que la realidad es todo lo contrario. Conforme a la ciencia médica el ser humano come diariamente de tres a cuatro libras de alimento más del que se necesita. Ese exceso de comida causa innumerables malestares a la persona. El corazón, el sistema digestivo y otros órganos son afectados. En el ayuno el cuerpo tiene oportunidad de limpiarse de las toxinas (venenos) acumulados en el cuerpo por exceso de alimento. La salud mejora por lo tanto en forma considerable. Muchas personas se sanan de diferentes enfermedades durante un período de ayuno.

Muchos médicos están usando el ayuno para restaurar la salud de los pacientes. Se han registrado casos de ayunos, supervisados por médicos, hasta de cuarenta y dos días, en los cuales el paciente se sanó de fatiga crónica y las reacciones del cuerpo le fueron restauradas en forma asombrosa. Por supuesto que después de un ayuno debemos comenzar a alimentarnos con sensatez y a usar alimentos adecuados.

Aun la naturaleza nos muestra lo benéfico del ayuno para la salud, pues podemos notar que muchos animales que se enferman se apartan por días y se quedan sin comer hasta sanarse.

Las personas en sobre peso tienen un beneficio incalculable durante un ayuno, pues rebajan y normalizan su peso, lo cual es tan importante para la salud. Por supuesto que es necesario que el agua sea incluida durante los días de ayunos sin entregar. La ciencia médica informa que los que ayunan con frecuencia tienden a mantenerse más jóvenes y a vivir más años.

8. EL AYUNO Y EL MATRIMONIO

La Biblia en 1 Corintios nos dice que el apóstol Pablo aconseja a los casados que de mutuo acuerdo se nieguen el uno al otro para dedicarse a buscar al Señor. Nos dice el apóstol que esto no es un mandamiento sino una conducta prudente y sabia a seguir por los casados. Está bien claro que el apóstol se refiere a la situación, en la cual el matrimonio siente apartarse en ayuno para llenarse de la bendición de Dios. Es aconsejable y agradable a Dios que los matrimonios se aparten con frecuencia en ayuno para clamar por paz para su hogar y demandar de Dios bendiciones especiales para sus hijos. En esa forma se pueden conseguir grandes bendiciones espirituales para el hogar; y salud para los miembros y se reprenden todos los planes y obras del diablo contra los de la casa.

Hay otro aspecto muy importante con relación al ayuno y el matrimonio que debemos considerar. En ocasiones Dios llama al ayuno a uno de los cónyuges, puede ser al varón o a la mujer. En un caso así el que recibe el llamado está obligado a entrar en el ayuno por cuanto es mandato de Dios. El otro miembro sea la esposa o el esposo no debe oponerse, sino ser motivo de estímulo y de ayuda espiritual para que el ayuno pueda efectuarse a plenitud. Si el llamado fuera al varón y la esposa se opusiese estaría peleando contra Dios y se habría tornado en una piedra de tropiezo a los planes del Señor. En todas las cosas es prudente que el matrimonio se ponga de acuerdo, pero cuando viene un llamado de Dios ahí es cuestión de obedecer sin alternativas de ninguna clase.

9. SITUACIONES ESPECIALES EN RELACION A LA MUJER.

En el caso de la mujer puede que Dios la llame a ayunar en estado de embarazo. Si es llamado de Dios, la mujer encinta no debe temer, pues ese ayuno puede significar bendición grande para la criatura en su vientre y otros aspectos del embarazo. Todo plan y obra del diablo contra el niño puede ser reprendido. No sería raro que Dios llamara a ayunar a mujeres encinta ya que en Joel 2:16, Dios llama al ayuno a los niños de pecho. Esta es una época final y decisiva en la que Dios usa todos los recursos para derramar bendición. Si El llama, El también pone su fortaleza y su salud.

No es normal que la mujer ayune durante el período de la menstruación. Es un tiempo difícil para la mujer, donde ésta no debe hacer trabajos pesados y debe descansar y cuidarse en forma especial. Con todo y eso el Señor sabe lo que hace, y si Dios llama al ayuno, esa es su voluntad ya que El nos prueba en la obediencia en situaciones difíciles. Los dirigidos por el Espíritu de Dios, los tales son hijos de Dios. Romanos 8:14.

10. EJERCICIO

Al levantarse por la mañana uno debe ejercitarse ligeramente en la cama y respirar hondo. Esto contrarrestará sensaciones extrañas que puedan aparecer en los primeros días. En esta forma el ayuno se hace más fácil. Es muy beneficioso ya que mantiene la sangre circulando muy bien. Sin embargo, si se ora como se debe, obtendremos todo el ejercicio necesario ya que la verdadera oración es trabajo duro, y es lo que necesitamos si queremos ver grandes resultados espirituales.

11. COMO ROMPER EL AYUNO

Este es un punto de vital importancia. Muchos han arruinado un gran ayuno y aun han perjudicado la salud al no tener conocimiento de cómo romper el ayuno. En una ocasión al terminar un ayuno corrido de siete días sin entregar; rompí el ayuno comiéndome una comida regular. Al otro día me hinché que daba miedo verme, y me dolían en forma horrible las glándulas a los lados de la cara. Tuve que dejar de comer de nuevo, hasta sentirme bien. ¿Qué había pasado? Después de estar varios días sin comer, el sistema digestivo deja de funcionar. Al terminar el ayuno no está capacitado para digerir una comida normal. La persona puede fácilmente sufrir una congestión con grandes daños a la salud y aún peligro para su vida.

¿Qué hay que hacer? Después de terminar un ayuno de tan siquiera tres días o más sin comer nada, lo prudente el primer día es usar jugos de fruta. Un vaso cada cuatro horas sería muy adecuado. Si el ayuno es de dos semanas o más sería sensato usar los jugos diluidos. Medio vaso de jugo y medio de agua. Se pueden usar jugos diferentes. Siempre he sentido romper ayuno con jugo de uva. Luego se puede usar de naranja, de piña, de manzana, toronja u otros.

A continuación vamos a incluir una orientación general de la alimentación a seguir, durante la primera semana después de entregar un ayuno largo. Esto es muy importante para asegurar la bendición de salud que debemos recibir por el ayuno. Para un ayuno de catorce días o más:

1. PRIMER DIA:

Jugos de fruta solamente (si el ayuno es de más de dos semanas úselos diluidos. Mitad agua y mitad jugo).

a. Al entregar el ayuno se toma un vaso de jugo de uva.

b. Luego cada cuatro o cinco horas otro vaso de jugo de diferentes frutas, preferiblemente al natural. Puede usar jugos de piña, de naranja, de manzana, de ciruela, de toronja u otros. No incluya néctares ya que éstos son mezclas de agua, pulpa de la fruta y azúcar.

2. SEGUNDO DIA:

a. Un vaso de jugo de fruta cada cuatro horas (similar al primer día).

b. Use en dos o tres ocasiones pequeñas cantidades de fruta. Puede incluir de varias diferentes. Escoja de la siguiente lista (sólo dos o tres diferentes para ese segundo día).

1. Ciruelas vienen en latas (Del Monte) muy saludables.
2. Media manzana
3. Media pera
4. Pedazos de piña
5. Uvas
6. Mangos, etcétera.

3. TERCER DIA:

a. Jugos de fruta como en los primeros dos días.
b. Cantidades moderadas de fruta (como 3 diferentes)
c. Jugos de vegetales
d. Tomate
e. Vegetales mixtos
f. Zanahorias

4. CUARTO DIA:

a. Jugos de fruta y vegetales

b. Frutas frescas (no en pastas o dulces).

c. Vegetales cantidades moderadas 2 veces al día. Use 2 o 3 diferentes. Escoja de la lista incluida:

1. Remolachas
2. Habichuelas tiernas
3. Zanahorias
4. Espárragos
5. Maíz
6. Habas
7. Tomate
8. Lechugas, etcétera.

5. QUINTO DIA:

a. Jugos de frutas y vegetales

b. Frutas

c. Vegetales

d. Viandas cantidades moderadas. Puede usar de dos o tres diferentes en el día. Escoja de la lista siguiente:

Prefiera las amarillas

1. Papas
2. Calabaza
3. Ñame
4. Apio
5. Batata
6. Yuca
7. Yautia
8. Plátano maduro, etcétera.

e. Haga tres comidas al día con alrededor de cinco horas entre una y la otra. Use agua entre comidas pero nunca ningún alimento. No use agua muy fría durante las comidas.

6. SEXTO Y SEPTIMO DIA

a. Similar al quinto día

b. Use cucharadas de miel de abeja. Puede usarla para endulzar los jugos.

7. SEGUNDA SEMANA

a. Similar al quinto, sexto y séptimo día.

b. Incluya en el almuerzo y la comida cantidades moderadas de pescado fresco, salmón, tuna u otros alimentos del mar. Puede usar cantidades moderadas de granos como garbanzos o gandules.

8. TERCERA SEMANA

a. Siga con sus tres comidas normales

b. Deje pasar por lo menos cuatro o cinco horas sin comer nada entre una comida y otra.

c. Use agua entre comidas.

d. Incluya otros alimentos.

Consulte la información sobre alimentación y mantenga una salud vigorosa. Nuestro cuerpo es un *templo* y tenemos que cuidarlo. En él mora el Espíritu Santo. La Biblia dice: Deseo que estéis en salud y prosperando así como prosperan vuestras almas. (3 Juan verso 2). La voluntad de Dios es que estemos saludables y la alimentación es uno de los factores más importantes para mantener una salud vigorosa. A continuación una orientación general sobre alimentos de gran valor nutritivo y fáciles de digerir que pueden ser de gran bendición para la salud de los hermanos.

I. DESAYUNO

A. Cereales

1. Avena
2. Harina de maíz
3. Wheat germ (germen de trigo)

4. Cereales en cajas (escoja los que vienen reforzados con vitaminas y minerales).

B. Jugos de fruta

1. Naranja
2. Toronja
3. Limón con agua y miel de abeja. La miel se la puede añadir a cualquiera de los jugos o cereales.
4. Uva
5. Piña

C. Frutas

1. Pasas
2. Mango
3. Pera
4. Manzana
5. Ciruelas
6. Papaya
7. Bananas maduras
8. Uvas
9. Dátiles
10. Higos, etcétera.

D. Jugos de vegetales

1. Tomates
2. Mixtos
3. Zanahorias

E. Otros

1. Leche
2. Leche con muy poco café y azúcar negra.
3. Pan, úselo preferiblemente (whole wheat) o sea de trigo entero que es preferible al pan blanco.
4. Mantequilla de maní
5. Mantequilla vegetal
6. Queso
7. Use azúcar negra para endulzar el café. Tiene todo el alimento de la caña. El azúcar blanca es refinada.

II. COMIDAS (Almuerzo o cena).

A. Viandas (lista incluida anteriormente).

B. Vegetales (lista incluida)

C. Proteínas

1. Huevos cocidos (preferibles a fritos).

2. Pescado, tuna, salmón, camarones y otros mariscos son más saludables que las otras carnes.

3. Queso

4. Habichuelas soya, frijoles, garbanzos, maní, y otros granos.

D. Arroz

Trate de conseguir el de grano entero (arroz largo). EL otro es refinado y alimenta menos.

III. OTROS DETALLES IMPORTANTES

A. La carne de cerdo y la manteca de cerdo son perjudiciales al cuerpo. Tienden a endurecer las arterias.

B. El café negro es un vicio. El Señor me reveló que ante El, era semejante al vicio del cigarrillo. A muchos les impide ayunar. Afecta el estómago y los nervios. Una pequeña porción en una taza de leche no haría daño alguno sino que estimularía al cuerpo para el día de trabajo. Esto sería al desayuno solamente.

C. Use aceite de soya para cocinar. Es nutritivo y saludable. No es dañino como la manteca de cerdo.

IV. PARA ROMPER UN AYUNO DE SIETE DIAS O MAS SIN ENTREGAR.

1. 1er. día

Jugo de fruta y frutas frescas (tres o cuatro veces al día).

2. 2do. día

Use jugos de fruta, jugos de vegetales y frutas frescas.

3. 3er. día

Use jugos de fruta, jugos de vegetales y frutas y ensaladas (tomates, habichuelas tiernas, lechugas, repollo, etcétera).

4. 4to. día

Use los mismos alimentos enumerados arriba y puede añadir viandas y granos como frijoles, garbanzos, etcétera.

5. 5to. día

Del quinto día en adelante siga su dieta normal procurando comer moderadamente y a las horas de comida, para así mantener la bendición de salud en ayuno.

CAPITULO 5

GRANDES MINISTERIOS DE ESTE SIGLO Y EL AYUNO

Los grandes ministerios de este siglo son fruto del ayuno y la oración. Vamos a traer testimonios de algunos de ellos para edificación de los hermanos.

1. Evangelista T.L.Osborn, a la edad de catorce años recibió el llamado del Señor. A la edad de quince dejó la finca de su padre y se fue con un ministro de la comunidad a conducir campañas. Por dos años y medio acompañó a ese ministro en campañas por muchos estados. En 1944 fue nombrado pastor de una iglesia en Portland Oregón. Luego estuvo de misionero por un año en la India. Aún él no entendía nada sobre el ministerio de sanidad divina. En 1946 aceptó el pastorado en otra iglesia en Mc. Minville, Oregón. Para esos días Dios comenzó a inquietarlo en forma poderosa y una mañana tuvo una gloriosa experiencia. Cristo se le apareció en persona en toda su magnificencia. Estaba decidido y conmovido a buscar el plan perfecto de Dios para su vida.

En una campaña del reverendo William Branham él vio la Biblia en acción cuando el hermano Branham oró por una niña sordomuda y ésta oyó, y habló perfectamente. Su vida fue cambiada esa noche. Muchos días de ayuno y oración siguieron a aquella noche. Comenzó a orar por los enfermos y Dios comenzó a sanar pero él no estaba satisfecho aún. Le notificó a la iglesia que se iba a apartar con el Señor y que no vería a nadie hasta que Dios no le hablara. Su esposa tomó la responsabilidad del pastorado y él se apartó en un segundo piso. Al tercer día de ayuno el Señor le habló y le dijo: Hijo mío, así como estuve con Price, Mc. Pherson, Wigglesworth, (evangelistas ya muertos) así estaré contigo.

Ellos murieron, pero ahora es el momento de tú levantarte. Ve y echa fuera demonios, sana los enfermos, levanta los muertos y limpia leprosos. Mira que te doy poder contra todo poder del enemigo. No temas. Sé fuerte. Ten valor. Estaré contigo como estuve con ellos. Ningún poder del diablo te podrá resistir. Enséñales a creer en mi palabra. Este es tu día y ahora yo deseo usarte a ti. Después de esta gloriosa experiencia, muchas semanas de oración y ayuno siguieron y sanidades y milagros fueron el resultado.

Después de esto renunció a la iglesia y se lanzó al ministerio de evangelismo al cual Dios lo llamaba. Dios le ha usado en este ministerio por más de veinte años y sigue usándolo aún. Su trabajo actual es de naturaleza internacional y cubre a millares de almas.

El ayuno y la oración fueron la clave para la gran victoria espiritual de este varón de Dios. Ora tú hermano, y ayuna si quieres alcanzar la plenitud de tu ministerio.

2. Evangelista W.V.Grant: Fue primeramente pastor de una iglesia. Dios le bendijo grandemente en el pastorado. Luego lo llamó a predicar y comenzó a usarlo ganando almas y bautizando con su Espíritu. En esos días él atendía aún un negocio material. A pesar del llamado no dejó el trabajo. Se enfermó en forma seria. A pesar de que su esposa se decidió a atender el negocio para que él predicara, no se sanó. Cuando ambos decidieron vender todo para lanzarse al ministerio entonces quedó sano instantáneamente.

Dios comenzó a revelarsele continuamente en sueños y visiones y le hablaba de un ministerio mundial. Comenzó a conducir campañas por todo el país y Dios le bendecía.

Hasta esa época él había estado en contra de los ayunos largos. Nunca había ayunado más de cuatro días. Sintió entonces la necesidad de encerrarse en una habitación y ayunar un número mayor de días conforme lo indicó el Señor. El último día de ayuno oyó la voz del Señor que le llamaba para echar fuera demonios y sanar los enfermos con mayor unción que antes. Fue algo que él anhelaba y lo había pedido por años. Lo recibió por fin en el ayuno del Señor. El Señor lo llamó a ayunar y le reveló el número de días que ayunaría. En su próxima campaña vio tres de sus hermanos y una hermana entregarse al Señor y ser llenos del Espíritu Santo. Las visiones, revelaciones y señales aumentaron en el ministerio. Dios lo llamó una noche a un ayuno más largo que el anterior. Le dijo el número exacto de días. Suspendió las campañas y se encerró en un cuarto. Su esposa fielmente le atendía. Al terminar este ayuno Dios le habló y le dijo: "Déjate guiar por el Espíritu". Siguió las campañas y multitud de ojos ciegos, oídos sordos y artritis eran sanadas y muchos llenos del Espíritu Santo y salvados del pecado. Muchos dejaban las muletas y los carros de ruedas, los espejuelos y los vicios.

Dios lo llamó a un ayuno más largo. Le dijo el número de días exacto a seguir. Después de esto, cientos se convertían al Señor en cada campaña y cientos eran llenos del Espíritu Santo. Gentes de todas las denominaciones eran llenos del poder de Dios. Milagros de todo tipo eran obrados por el Señor.

Dios lo llamó a otro ayuno largo. Durante el ayuno Dios le mostró muchos pueblos como de 10.000 habitantes cada uno. Las gentes en esos pueblos gritaban: "¿Quién nos va a traer el mensaje a nosotros?" Después del ayuno Dios le suplió una carpa y multitudes se salvaron en ella.

El ministerio del hermano Grant se extendió luego a otros países. En sus campañas en Africa miles se salvaron. En las Filipinas miles vinieron al Señor. Dios le dio un gran ministerio radial que cubre a millones de almas. Ha escrito más de 200 libros. Millones de copias han salido llevando la palabra de Dios.

Es otro ministerio mundial de frutos incalculables. El ayuno y la oración han sido los instrumentos poderosos que han dado el crecimiento a este varón de Dios y a su ministerio. Hermano, es la fórmula de la Biblia. Aprovecha tú y entra en el ayuno del Señor y alcanza tu madurez espiritual.

3. Reverendo William Branham: El hermano Branham comenzó como pastor de una iglesia Bautista en Jeffersonville, Indiana y al mismo tiempo predicaba campañas de salvación. Dios lo bendecía, pero él sabía que El tenía algo especial para su ministerio.

Un día caminaba alrededor de su casa y al pasar por debajo de un árbol pareció que toda la parte superior del árbol se había caído. Pareció que algo bajó por aquel árbol como un viento poderoso. Todos corrieron atemorizados y le preguntaron qué había sucedido. No era la primera vez que sucedía. En muchas ocasiones anteriores el hermano había tenido experiencias similares que le hacían sentir que Dios tenía algo especial con él. Contestó a su esposa y le dijo: "Ha llegado el momento de averiguar todo lo que Dios tiene conmigo". Se despidió de los suyos y les dijo que se iba a apartar a un lugar secreto y no volvía hasta que Dios no le hablara.

Se apartó en ese lugar y encerrado allí comenzó a orar y le pidió a Dios que le hablara en alguna forma, que él estaba dispuesto a hacer su voluntad. De pronto, bien de noche, una luz apareció en el cuarto y empezó a regarse por toda la habitación. Al mirar hacia arriba, una gran estrella colgaba en lo alto. Parecía una bola de fuego. Entonces escuchó a alguien que caminaba y moviéndose a través de la luz vio los pies de una persona. El hombre se le acercó y pudo notar que pesaba alrededor de 200 libras y vestía una túnica blanca. No tenía barba y su pelo oscuro caía sobre sus hombros. Era trigueño y su apariencia era muy agradable. Aquella persona empezó a hablarle y le dijo: "No temas. He sido enviado de la presencia del Dios Altísimo para indicarte que Dios te envía con un don de sanidad divina a ministrarle a gentes de todo el mundo. Si te mantienes sincero, ni aun el cáncer se te resistirá". Era un ángel del Señor, y le indicó en detalles cómo el don se manifestaría.

El hermano Branham salió de su encierro y comenzó a ministrar. Cuando sentía la presencia del ángel, enfermos de todo tipo se sanaban por su oración y él discernía las enfermedades de las gentes. Su ministerio cubrió muchos países, y multitudes se salvaron pero antes de recibir esa unción gloriosa tuvo que apartarse a solas con Dios hasta que El le habló.

Todo el que anhele un ministerio de poder y de gran fruto, apártese con Dios en oración y ayuno, hasta que el Señor se le revele.

4 Evangelista Oral Roberts. El hermano Roberts fue sanado por Dios de tuberculosis ya desahuciado de los médicos. Pocas semanas después del milagro él comenzó a predicar. Se asoció con su papá y unidos predicaron muchas campañas. A pesar de que Dios les bendecía no había tantos milagros como los que muestra la Biblia.

Después de esto, el hermano Roberts comenzó a predicar campañas envagelísticas por todo el país. Su esposa le ayudaba. Dios les bendecía, obraba sanidades, milagros y muchos se salvaban. Sin embargo, él sentía que Dios no se estaba manifestando en la medida que él estaba esperando.

En una ocasión, Dios le habló y le dijo: "Hijo mío no seas como los otros hombres. No seas como otros predicadores. Sé como mi Hijo Jesucristo y trae sanidad a las gentes como El lo hizo". ¿Cómo podría ser él como Cristo? Parecía imposible. Dios volvió a hablarle y le dijo: "Lee los cuatro Evangelios y el libro de los Hechos en forma completa, tres veces cada mes, y verás a Jesucristo como yo deseo que lo veas". El comenzó a hacerlo, y una necesidad imperiosa de apartarse con Dios se apoderó de él. Llamó a su esposa y le dijo, que no cocinara más para él. "Voy a buscar a Dios en ayuno y oración". Se apartó con el Señor. En el ayuno y en la debilidad física, él clamaba a Dios por su fortaleza y su guianza. Gradualmente comenzó a sentir el poder de Dios, y su fortaleza llenando todo su ser. Una confianza mayor comenzó a echar raíces en su corazón. El estaba decidido a conseguir la unción necesaria para sanar enfermos, como

Jesús los sanó. Esperaba con profunda decisión oír la voz de Dios y recibir sus instrucciones. Oraba sin cesar y se iba sintiendo más y más cerca de Dios. El Espíritu tomó control de él, y oraba y le parecía que Jesús estaba de pie a su lado. Sintió que algo salió de él y algo entró en él.

De pronto, Dios le habló con voz audible: "Levántate sobre tus pies, sal y entra en tu automóvil". El obedeció. Dios siguió hablándole y le dijo: "Guía un tramo y vuelve a la derecha. Ahora es que comienza tu ministerio de sanidad. Tendrás mi poder para orar por los enfermos y echar fuera demonios". Un gozo indescriptible le invadió y empezó a alabar a Dios en voz alta. Sentía más poder y autoridad en su voz.

Entregó su ayuno y organizó enseguida una campaña en Enid, Oklahoma. Más de 1.000 personas asistieron. Dios obro salvando y sanando en forma maravillosa. La unción sobre él era gloriosa se sentía en fuego.

Después de esto comenzó un ministerio mundial que ha llevado salvación y sanidad a miles y miles por todo el mundo. El ayuno y la oración obro la gran victoria.

5.Evangelista Neal Frisby. Fue un adicto a drogas y al alcohol, y lo enviaron a una institución del estado. Leyendo unos libros del reverendo Grant fue liberado. Se salvó y fue lleno del Espíritu Santo. Fue llamado a predicar y quince meses después de su conversión conducía campañas de avivamiento y Dios obraba grandes milagros. ¿Cómo es posible algo semejante?

Cuando Neal Frisby salió de la institución, Dios lo llamó a ayunar. El, prácticamente no sabía nada de ayuno. El Espíritu lo guiaba. Creyó que serían pocos días, pero no pudo entregar, sino seguir adelante. Casi nunca había ayunado antes. El Señor le fortalecía. Usaba sólo agua. Dios le dirigió a ayunar cuarenta días y sus noches. Oraba catorce y dieciocho horas, al día. Oraba toda la noche. Al amanecer dormía como cuatro horas. Era el ayuno del Señor. Dios lo sostenía. Nadie podría hacerlo sin la unción de Dios. El diablo le atacaba constantemente pero él estaba determinado a vencer.

Con Dios todo es posible. Su esposa oraba continuamente por él. Aun cuando él estuvo en la institución, ella oraba por él sin cesar. ¡Cuánto vale una esposa que ore y ame a Dios sobre todas las cosas!

Dios le habló una noche y le dijo: "Estaré contigo como estuve con Josué y con Moisés". En otra ocasión le habló y le dijo, que este es el tiempo del fin, y esta es la última generación.

Después de este glorioso ayuno él empezó a ministrar y Dios empezó a obrar milagros asombrosos. Especialmente una increíble unción para milagros creativos obraba en todas las campañas. Muchos que no tenían tímpanos, Dios se los creaba y oían perfectamente. Dios le dirigía a llamar gente que le faltaba huesos, y al orar por ellos el Señor se los creaba. Gente con piernas más cortas que la otra le eran igualadas y en muchos casos las personas veían la pierna crecer durante la oración. Tendones partidos eran creados, y piel era creada en forma milagrosa.

En ocasiones una luz como la luz de neón aparece. Muchos la han visto. Los que la ven sienten una fe poderosa. Milagros creativos ocurren cuando aparece. Es una luz que sana los enfermos y cuando viene sobre el hermano cualquier cosa puede suceder.

Dios le reveló al hermano que todo creyente que niega los milagros tiene el espíritu del anticristo. Previene al hermano contra la televisión porque al verla a muchos le entran demonios. Su ministerio es algo sobrenatural. Ciertamente pagó el precio por ello. Cuarenta días en el ayuno del Señor, guiado por Dios, han traído este poderoso ministerio. Dios lo guió a este ayuno y le dio su fortaleza. Rebajó cuarenta libras en esos días pero luego se recuperó a una perfecta salud.

6. Evangelista A.A. Allen. El hermano Allen fue llamado por Dios para predicar el evangelio. Comenzó a predicar en los EE. UU. Dios lo usaba y las almas se salvaban y muchos eran sanados. A pesar de esto había en él una gran inquietud. Sabía que había algo más grande de parte de Dios conforme a la Biblia. Creía que Dios podía manifestarse con mucho

más poder en su ministerio. Se decidió a conseguir el poder milagroso de Dios a cualquier costo. Llamó a su esposa y le dijo:

"Me voy a encerrar en ese closet y no salgo hasta que Dios me hable".

No es fácil una decisión como esa, pero este es camino de valientes y el que quiera un ministerio de poder tiene que decidirse a pagar el precio.

El estaba seguro que si oraba y ayunaba, Dios le mostraría qué tenía que hacer para que el poder de Dios se manifestara en su ministerio en forma notable.

Decidido a oír de Dios se encerró en el closet en oración. Su esposa cerró con llave por fuera conforme él le había ordenado. Se arrodilló y comenzó a orar. El interior del closet era muy oscuro. Pasaba el tiempo. Le parecía que muchos días habían pasado. Estuvo tentado a gritarle a su esposa que abriera pero quería oír de Dios y tal decisión lo hizo seguir allí en oración y ayuno. Se decía así mismo: "Me quedaré aquí de rodillas hasta que Dios me conteste o me moriré en el intento".

De pronto la gloria de Dios comenzó a llenar el closet. El creyó que su esposa había abierto la puerta según el closet comenzó a iluminarse, pero no era así, sino que el Señor había abierto la puerta del cielo. Todo quedó lleno de luz. Era la luz de la gloria de Dios. La presencia de Dios era tan real y maravillosa y tan poderosa que creyó que se iba a morir de rodillas.

Entonces como un remolino escuchó su voz. Era Dios. Le estaba hablando. Era la contestación gloriosa por la que había esperado tanto tiempo. Dios le habló y le dio una lista de las cosas que impedían que el poder de Dios se manifestara en él. A cada requisito el Señor le añadía una explicación y su importancia. El pensaba por qué no había traído un papel y un lápiz. El no esperaba que el Señor le hablaría con tantos detalles y le daría una lista tan larga.

Mientras Dios le seguía hablando, sintió buscar en su bolsillo y encontró un pequeño lápiz. No tenía punta pero él le sacó con los dientes. Buscó un papel pero no había. Se acordó de una caja de cartón llena de ropa que había en el closet y pensó que podía escribir en ella. Le pidió al Señor que por favor le repitiera todo para él escribirlo, y le hablara lentamente.

Dios comenzó de nuevo a hablarle y le repitió uno tras otro los requisitos. Mientras Dios le hablaba, él escribía. Al terminar, el Señor le dijo: "Esta es la contestación. Cuando estés en obediencia de todo lo que está en la lista, sanarás enfermo y en mi nombre echarás fuera demonios. Verás grandes milagros mientras predicas la palabra, y te daré poder, sobre todo poder del enemigo".

Dios también le dijo, que las cosas que le estaban impidiendo a él, también le impedían a la mayor parte de los ministros.

El closet comenzó a ponerse oscuro de nuevo. El poder de Dios comenzó a desvanecerse y poco tiempo después había desaparecido. Rompió la parte de la caja donde había estado escribiendo y sostuvo la lista en su mano. Tocó a la puerta del closet. Su esposa abrió la puerta. En cuanto lo vio ella entendió que había hablado con Dios. "Tienes la contestación". Fueron sus primeras palabras. "Si mi amor, Dios me visitó y aquí está la contestación". En su mano estaba el pedazo de cartón que le había costado tantas horas de oración, ayuno y espera. Había once puntos en la lista que tendría que obedecer y la victoria sería suya.

Mücho tiempo de oración y ayuno adicional, siguió a esta gloriosa experiencia para tomar dominio sobre los puntos que Dios le había mostrado. Con la ayuda de Dios lo logró y un ministerio mundial nació para la gloria del Señor. Multitudes se salvaron en su ministerio y milagros increíbles eran obrados en todas sus campañas.

Muchos han hablado mal de Allen, pero Dios no me llamó a mí a criticar otros ministerios, ni a juzgarlos. El sirvió al Señor y miles se salvaron y se sanaron por sus esfuerzos.

NOTA IMPORTANTE

El testimonio relacionado con William Branham, en las página 68 y 69, se ha incluido con el único propósito de ilustrar la necesidad de apartarse con Dios en ayuno y oración para lograr un ministerio de poder.

No nos identificamos con doctrinas que este hermano predicara para final de su ministerio, ni mucho menos con los que predican que aquél que no lo siga a él no se salva. Creemos y predicamos que sólo Cristo salva y en ningún hombre está la salvación sino en Cristo Jesús. Hechos 4:12. Por tanto reconocemos que su doctrina que se predica ahora es antibíblica.

CAPITULO 6

EL AYUNO DEL SEÑOR

El ayuno del Señor no es una doctrina nueva, ni una nueva modalidad de ayuno, sino simplemente el ayuno en la perfecta voluntad de Dios. Este nombre me lo dio el Señor una noche mientras oraba a la una de la mañana y el Espíritu me dijo: "Es ayuno de victoria".

A veces proponemos ayunar un día o más días para buscar bendición de Dios. Dios nos bendice por ello y nos prospera espiritualmente. El recompensa a los que ayunan para crecer espiritualmente y romper los yugos del diablo. En el ayuno del Señor no proponemos un número de días, sino que dejamos al Espíritu Santo que nos dirija en totalidad. Tú sientes entrar en ayuno decidido a conquistar una victoria espiritual grande. Clamas a Dios para que te dirija y te decides a no entregar hasta que Dios no te muestre. Una vez que estás dispuesto a hacer los días que El te muestre, ya estás en el ayuno del Señor. Es su ayuno. El determina los días y pone su fortaleza y su victoria a tu disposición. Tú te dispones a ser dirigido por El y a confiar en que El no fallará en darte fuerzas, revelarte los días del ayuno y darte la victoria.

Yo entré en el ayuno del Señor en muchas ocasiones pero no fue hasta el último ayuno prolongado que Dios me reveló lo que era el ayuno del Señor. Es muy importante entender esto pues así tú puedes sacarle el máximo de beneficio a cualquier campaña de ayuno.

Cuando yo me convertí al Señor inmediatamente sentí ayunar. Hice profesión de FE en una noche inolvidable.

Estuve esa tarde dando una exhibición de levantamiento de pesas en la plaza de Barceloneta. De ahí salimos para una comida que me tenían los auspiciadores del programa deportivo. Sentados en ese lugar esperábamos la comida. Mientras esperábamos mi mente estaba en el culto de campaña que conducía esa noche el evangelista José M. Ruiz en la pequeña iglesia Defensores de la Fe del barrio Montebello de Manatí. La comida se tardó un poco y no pude resistir. Me puse de pie y me marché. Prácticamente volaba por la carretera en mi Ford 1955. Me parecía que no iba a llegar nunca. Era un sábado por la noche. Llegué a la iglesia y me senté en uno de los bancos posteriores. El hermano predicó e hizo el llamado. Pasé al altar y con lágrimas acepté al Señor. Al otro día tenía trabajo en una agencia hípica que para ese tiempo yo tenía en mi pueblo de Camuy. Allí yo vendía para esa época el vicio de los caballos de carrera a mis comprovincianos. No trabajé. Puse a otro por mí pues yo sentía estar en ayuno. Fue mi primer día de ayuno. A las seis de la tarde no sentía hambre, ni sed. Hubiese podido seguir el ayuno pero pensando lo que había oído de otros, que el ayuno era hasta las seis de la tarde, entregué y tomé alimentos. Si hubiese tenido conocimiento de lo que es el ayuno del Señor, le hubiese orado a Dios que me dirigiera y no me permitiera entregar hasta que no fuera su voluntad. Estoy seguro que hubiera ayunado varios días sin entregar. La falta de conocimiento preciso de las cosas espirituales a veces nos priva de grandes bendiciones de Dios.

Antes de entender lo que era el ayuno del Señor, yo entré en él varias veces. En una ocasión Dios me habló y me dijo: "Te quiero en ayuno una semana y otra semana". Entendí que eran catorce días sin entregar. Era el ayuno del Señor. El señalaba los días y en este caso específico me llamaba a hacerlo. Entré en ayuno. Me encerraba todos los días completamente solo en cierto lugar y ahí estaba orando y leyendo la Biblia todo el día. Luego marchaba a mi hogar y tenía culto con mis hijas que eran pequeñas, y oraba con ellas y le enseñaba la palabra. Al acostarlas seguía orando y leyendo la Biblia hasta que sentía acostarme. Así transcurrieron los catorce días. Cada día me sentía mejor. Oraba de diez a doce horas diarias y clamaba por una unción mayor para el ministerio. En esos días Dios me dio muchas visiones sobre el fruto grande que vendría como consecuencia del ayuno. Me reveló la condición espiritual de algunos hermanos a los cuales les hablé después del ayuno. Salí completamente sano y con energías como si no hubiese ayunado. Era el ayuno del Señor. El puso sus fuerzas y me mostró el número de días a ayunar. Como resultado de ese ayuno las campañas comenzaron a producir más frutos y más sanidades, y milagros y bautismos del Espíritu eran obrados por Dios. No olvido que en la primera campaña después de este ayuno, en un campo de Utuado, sentí una unción gloriosa para predicar y un gran grupo de almas vino al Señor y milagros fueron obrados por el poder de Dios. Era el primer gran fruto de aquel ayuno.

En otra ocasión sentí la necesidad de entrar en ayuno. Oré y le dije al Señor: "No entrego hasta que Tú no me hables y me digas que es suficiente". No lo entendía en aquellos días pero entraba de nuevo en el ayuno del Señor pues dejaba a EL decidir los días. Comencé el ayuno y pasaron los primeros días orando y clamando en abundancia. Me sentía muy bien. Me despertaba siempre muy de madrugada a orar el primer período. Una de esas noches oraba de rodillas como a las cuatro de la mañana. De pronto sentí a alguien frente a mí. Me quedé tenso. Sabía que era el Señor. Se acercó más y sentí cuando me echó su brazo alrededor de mi espalda. Su mano quedó al lado de mi cintura. En ese instante me habló y me dijo: "Yiye, Yiye no toques a las puertas de nadie". Entendí que ello implicaba que no tenía que depender de nadie ni suplicarle a nadie sino sólo a El. En ese momento no pude resistir el deseo de tocarlo y extendí mi mano y lo agarré por la muñeca. Fue como si hubiese tocado a cualquier otro hombre. Sentía en mi mano sencillamente la muñeca de una persona. Mientras mantenía su brazo alrededor de mi espalda, volvió a hablarme y me dijo: "Sonríete". Entendí que me quería decir, que si El estaba conmigo y con su brazo sosteniéndome por la cintura, podía sonreírme con confianza pues con El sólo podemos esperar victoria. El señor estuvo por un instante más a mi lado y luego se desapareció. Quedé allí de rodillas sintiendo una poderosa bendición del Espíritu Santo.

Los días siguieron pasando y yo oraba, clamaba al Señor y le recordaba que no entregaría hasta que El no me lo revelara. En la noche número dieciséis de ayuno, tuve una revelación y vi una carta que llegó a mis manos y solo decía: "El hombre que empezó el ayuno de los dieciséis días". Entendí que el ayuno había terminado. Oré desde la madrugada y como a las siete de la mañana, rompí el ayuno y me tomé un vaso de jugo de uva. Después de este ayuno Dios me dio campañas donde se convirtieron muchas más almas que en las anteriores.

En otra ocasión sentí el llamado para ayuno nuevamente. Sentía que sería un ayuno prolongado pero no sabía cuantos días. Oraba buscando dirección precisa de Dios y sentí que estaría encerrado en una habitación sin ver a nadie hasta terminar el ayuno. Así lo hice. No sabía cuantos días serían pero oré diciéndole al Señor: "No salgo hasta que Tú me digas que el ayuno ha terminado". No sabía yo que estaba de nuevo en el ayuno del Señor, y en un ayuno decisivo para mi ministerio. Empezaron a pasar los días y oraba y leía la Biblia sin cesar. No es fácil quedarse encerrado en una habitación por días y sin ver a nadie pero esa era la voluntad de Dios. En esos días el Señor me dio la mayor parte de los tratados de mi ministerio y me dio los títulos de los discos de larga duración que están llevando tanta bendición a miles de almas en diferentes lugares. Fueron días de gran lucha y tuve experiencias muy grandes con Dios.

Amanecía el día número diecisiete del ayuno y estaba tan débil que no podía ni moverme. Oraba acostado en el piso y le pedía fuerzas al Señor y le decía que no entregaba hasta que El no me hablara. Casi no podía ni hablar de la debilidad. Oraba en el pensamiento. "Señor dame fuerzas", era mi clamor. De pronto Jesús apareció de pie a mi izquierda. Su figura de hombre estaba allí a mi lado. Mientras lo miraba sentí al Espíritu Santo moverse a mi derecha. El Espíritu se movió como un viento que soplaba y movió mi cuerpo y me lanzó sobre el Señor. En aquel instante Jesús extendió su mano y me haló hacia arriba al mismo tiempo que gritó: "Ven". Sentí cuando mi cuerpo salió del cuarto a gran velocidad. Me encontré fuera de la habitación. El Señor estaba a mi lado. Hacía un fresco maravilloso, respiré profundamente, abrí mis brazos, noté que podía flotar en el aire y moverme con gran libertad. El Señor se mantenía en todo momento junto a mí. Volé en todas direcciones junto al Señor y sentía una sensación profunda de descanso. De pronto descendimos y volví a encontrarme acostado en el piso de la habitación. El Señor estaba de pie a mi lado. Antes de desaparecerse me dijo: "Poderes del diablo". Me avisaba de la gran visitación satánica que iba a tener en ese día. Cuando Jesús se desapareció di un salto y corrí por la habitación. Saltaba y me movía y sólo podía decir: "Dios mío, tengo más energías que cuando levantaba pesas". Así era. Estaba nuevo. Volví a orar con gran vigor y entusiasmo pero en breve comenzó la visitación de demonios que el Señor me había anunciado. Muchos entraron en el cuarto y cogieron la figura de algunos de mis familiares a los cuales oprimían. Uno de los que entró tenía la figura de mi mamá, y entendí que era el demonio que la enfermó y casi le causó la muerte. Lo reprendí y salió del cuarto. Otro tocaba guitarra y cantaba y sabía que era el demonio que mantenía a mi papá en el mundo del pecado. Entraron otros que no deseo mencionar debido a las personas que representaban y a las cuales oprimían. Según entraban yo los reprendía y se desaparecían. Algunos salían del cuarto y los escuchaba según se marchaban peleando por el pasillo.

Pasaron varios días más y un día el Espíritu Santo me habló y me dijo: "Dos ayes". No entendía lo que eso significaba pero le pregunté al Señor y esa noche en un sueño me dijeron que los dos ayes eran dos días más que me quedaban en ayuno. Estos días el veinte y veintiuno pasaron y salí del cuarto completamente sano y seguro de una gran victoria espiritual. Después de este ayuno Dios me proveyó para tirar catorce títulos diferentes de tratados, docenas de programas de radio y grabaciones. Verdaderamente el ministerio amplio nació después de este ayuno. Gloria a Dios. Fueron veintiún días de batalla grande pero el fruto ha sido en miles de almas y de enfermos que han recibido liberación. Era el ayuno del Señor. El dispuso los días pero también me dio sus fuerzas y la gran victoria que siguió a esta gran batalla de FE. El ayuno y la oración es el método de Dios para crecer espiritualmente y alcanzar la plenitud de lo que Dios quiere darnos. Es la fórmula que han tenido que usar los grandes siervos de Dios de todas las épocas. ¿Quieres mayor unción en tu ministerio? ¿Deseas un ministerio de gran fruto? Paga el precio, que aun Jesús tuvo que hacerlo y nosotros no somos mejores que el Señor. Entra en el ayuno del Señor. Es ayuno de victoria.

El ayuno del Señor puede ser usado, no sólo por un creyente interesado en crecer espiritualmente, si no también por iglesias completas. La primera iglesia nos dio ejemplo. Por diez días estuvieron apartados en el aposento alto esperando la bendición del Espíritu Santo. Dios me ha mostrado que estaban en ayuno y estaban en el ayuno del Señor pues no estaban dispuestos a ceder hasta que no recibieran la promesa del Padre. Esperaron diez días pero al cabo de ellos el Espíritu Santo descendió como un viento recio y los 120 fueron llenos del poder y todos hablaron en otras lenguas y danzaron en el Espíritu Santo. Hechos 2:3. Lleno del poder Pedro predicó su primer mensaje y 3.000 almas vinieron a Cristo. La iglesia esperó diez días todos unánimes en clamor y ayuno delante de Dios. Estaban haciendo lo que Cristo les dijo: El Señor les ordenó que estuvieran quedos en Jerusalén esperando el poder del Espíritu. El también les había ordenado que cuando el esposo les fuera quitado ellos ayunarían. No terminó el retiro de toda la iglesia hasta que no cayó la bendición grande de Dios. Era el ayuno del Señor, ayuno de victoria y nació de una iglesia poderosa y miles vinieron a Cristo.

Si las iglesias entraran de vez en cuando en el ayuno del Señor verían la Gloria de Dios. Algunos me han dicho que esto es imposible ya que muchos trabajan. Es cierto que hay dificultades, pero si todos los hermanos se pusieran de acuerdo para coger juntos unas vacaciones, la iglesia entera podría entrar en el ayuno del Señor. Dios podría revelarle dos o tres días o quizás más tiempo para que el ayuno de toda la iglesia unida sea una victoria espiritual poderosa. Si pensamos en la victoria que Dios le dio a la primera iglesia en los diez días en el aposento alto, podemos visualizar lo que podría hacer con nuestras iglesias actuales si entraran en el ayuno del Señor los días que El les señale. Ciertamente la iglesia se llenaría del poder como en Pentecostés. Saldrían a relucir los pecados escondidos. Se iría el modernismo y la vanidad. Las mujeres vestirían decentemente y se le iría el deseo a los hermanos del deporte y la televisión. Los enojos y contiendas entre hermanos se desaparecerían y muchos pecadores, como en Pentecostés, se convertirían. Los dones del Espíritu se comenzarían a manifestar y muchos serían llamados al ministerio.

CAPITULO 7

EL AYUNO DE VICTORIA

El día primero de noviembre de 1972 entré en un ayuno que nunca soñé que ocurriría. No entré en el ayuno con la intención de establecer un récord. Mucho menos de ayunar más que mi Señor, a quién amo más que a mi vida. Tampoco pensé en alcanzar gracia con las personas o impresionarlos. Sencillamente tenía problemas que me estaban atribulando en tal forma que sentí entrar en ayuno y al empezar le dije al Señor: "No entrego aunque me muera, hasta que Tú no me des la victoria". Estaba automáticamente en el ayuno del Señor. El iba a disponer los días y me iba a dar la fortaleza. Yo no entendía aún esto, ni tenía una idea de los días que iba a ayunar. Creo que si hubiese sabido que eran cuarenta y un días probablemente hubiese sentido temor.

Los primeros días de este ayuno pasaron y sentía una fortaleza sobrenatural. En ningún ayuno anterior sentí tanta fortaleza. En esos días, Dios me había traído cinco hermanos a ayudarme en el ministerio. Eso había aliviado un poco la carga y aunque tenía aún mucho trabajo en el ministerio podía sacar más tiempo para orar. Al pasar las primeras semanas yo mismo estaba sorprendido pues ni siquiera había sentido debilidad. El Señor me despertaba casi siempre alrededor de las tres de la mañana a orar y clamaba como hasta las siete de la mañana. Entonces tenía culto con los hermanos que me ayudaban en el ministerio y el resto del día oraba y atendía las responsabilidades del trabajo en el Señor.

Cuando llevaba alrededor de tres semanas en el ayuno me visitó la hermana Elsa Ayala, misionera del Señor. Mientras hablábamos, Dios le dio una visión y ella me dijo que vio una V muy grande, y muchas otras V dentro de ella. Sentí enseguida que esto implicaba victoria por medio de ese ayuno.

Para esos días sucedía algo raro que me maravillaba. Todo el tiempo sentía un sabor raro en la boca que nunca antes en ningún ayuno anterior había sentido. Parecía como si tuviera en la boca una substancia que producía ese sabor raro pero agradable.

Para esos días recibí carta de la hermana Sally Olsen que me decía que había tenido una revelación y vio ángeles que me servían durante el ayuno. Algo me servían, y aquel sabor agradable en mi boca me hacía sentir que alguna substancia celestial me era suministrada por los ángeles. Gloria a Dios por sus misericordias. Era el ayuno del Señor y El suplía la fortaleza.

Todos los días de madrugada Dios me daba mensaje para los hermanos que trabajan conmigo y me revelaba enseñanzas importantes para ellos. Uno de los hermanos tuvo una visión y vio ángeles que me traían cartas. Entendí entonces cómo era que venían todos aquellos conocimientos.

En uno de esos días oraba con confianza sintiendo una gran fortaleza física. Le decía: "Señor, aunque tenga que ayunar cuarenta días sé que Tú me das la victoria, pero creo que no tendré que ayunar más de cuarenta pues Tú ayunastes cuarenta y yo no soy más grande que Tú". En ese momento el Espíritu Santo me habló y me dijo: "Pero él dijo, que obras más grandes que esas harían. Me quedé asombrado y no podía sacar esas palabras de mi mente. Algo me hacía sentir que ayunaría más de cuarenta días. Estaba tan fortalecido y tan confiado que ya nada me atemorizaba.

Amanecía el día veintisiete del ayuno cuando recibí carta especial de la hermana Merani Castro. Me decía que el Señor le había revelado que yo ayunaba por un problema muy grande, pero que en siete días me daría la victoria. Siete días implicaba el día número treinta y tres del ayuno. Creí con toda mi alma que así sería. No lo sabía, pero estaba en el ayuno del Señor que es ayuno de victoria. Ayunaba con Su fortaleza.

Decidí entonces apartarme solo con el Señor y me encerré en una pequeña habitación en mi hogar. Oraba entonces más intensamente que antes. Llegó por fin la noche número treinta y tres del ayuno. Oraba esperando la victoria y de pronto algo como un rayo de luz bajó del cielo, vino sobre mí. Sentí que penetró profundo a través de todo mi ser. Sentí que una paz increíble me invadió y tuve que gritar: "Gracias que por fin me he convertido verdaderamente a ti". Yo era convertido. Tenía salvación. ¿Por qué grité así? Era que sentía una libertad increíble. Algo que nunca antes había experimentado. El gozo era sobrenatural. Joel 2:12 dice: *Convertíos a mí de todo corazón con ayuno y llanto.*

Estaba experimentando la experiencia de la plena conversión resultado del ayuno del Señor.

En aquel momento el Señor empezó a hablarme y me dijo: "¿Y el problema"? Le grité: ¿Qué problema? El gozo y la paz eran tan profundos que me reía en el Espíritu sin poderlo evitar. Gloria a Dios. El Señor me siguió hablando y me dijo: Te he liberado. Estabas ligado en tu espíritu, por eso estabas atribulado y triste y lleno de tantas dudas. En el ayuno has esperado en Mí lo suficiente para yo librarte. Muchos de mis siervos también están ligados en el espíritu y necesitan liberación. Necesitan entrar en mi ayuno hasta que sean liberados y se llenen de paz, de gozo y poder de Dios. Ya tú eres libre. Te he honrado. Te liberté en treinta y tres días. Es la edad de mi Hijo. Tu ayuno ha terminado.

En aquel instante sentí gritarle: "Señor sería yo injusto si ahora que siento esa paz maravillosa rompiera el ayuno. Deseo seguir adelante ocho días más, siete para completar cuarenta, y hacer tus obras y uno adicional para hacer obras mayores conforme a tu Palabra. Esos días adicionales son para que me llenes de poder y me des unción especial para llevar liberación a los "hippies", a los adictos a drogas, las rameras, los endemoniados, los retardados mentales, los afeminados, los locos, ciegos, mudos, paralíticos, leprosos y tantos otros oprimidos por el diablo". Sentí una profunda aprobación del Señor y continué en el ayuno. Pasaron los cuarenta días y me sentía muy bien. ¿Cómo es posible? Es el ayuno del Señor. Sus fuerzas estaban sobre mí. Los ángeles que le servían a El me sirvieron a mí también y le servirán a cualquiera que entre en su ayuno. El ayunó cuarenta días en el desierto y las fuerzas de Dios que le sostuvieron nos sostendrán a nosotros si entramos en su ayuno. En esos cuarenta días sentí debilidad en una ocasión. Estuve como dos horas sintiéndome débil. Me senté en el piso a orar. Reprendí al diablo y de nuevo la fortaleza usual me envolvió. El Señor me mostró que El me había soltado por un ratito para que yo pudiese entender cómo hubiese sido sin su fortaleza. Entiende que es cuestión de su *fortaleza* y no la fuerza y resistencia nuestra. Por eso al entrar en el ayuno del Señor tú tienes la fe de que sus fuerzas no fallarán en sostenerte.

Al pasar cuarenta días con tanta fortaleza pensé que el día número cuarenta y uno sería igualmente fácil, pero no fue así. En ese día una debilidad extrema me invadió por dentro y por fuera. La piel parecía que se me iba a quemar. Me sentía lastimado en mi interior. Tuve que tirarme en la pequeña camita del cuarto donde estaba encerrado y orar acostado. Fue un día de tormento. Un martirio indecible. Pensaba: ¿"Cómo es posible que después de cuarenta días tan fáciles, en este día todo se haya deshecho"? ¿Qué pasaba? En ese momento no lo entendí pero luego que entregué el ayuno, Dios me reveló todo. El Señor me mostró que su ayuno fue de cuarenta días y en ese tiempo yo ayuné con Su fortaleza. Al entrar en los cuarenta y un días, ya yo estaba prácticamente por mi cuenta. Por eso ese día final fue prácticamente un martirio, pero logré resistir y terminar el ayuno para la gloria de Dios.

Durante estos días de ayuno sucedieron cosas maravillosas. En uno de los días, pasaron un papelito por debajo de la puerta y decía que había una hermanita que tenía que hablar conmigo pues Dios la había llamado a dejar su trabajo para ayudarme en el ministerio. Le abrí la puerta y entró bañada en lágrimas y hablando en lenguas. Era la hermana Carmen Ramos, maestra de la escuela superior de Camuy. Dios me mostró que ella estaría al frente del departamento de correspondencia en nuestras oficinas generales. Pocos días más tarde ya ella estaba fuera de la escuela y trabajando en nuestro ministerio. Gloria a Dios. Mientras yo seguía encerrado en el ayuno Dios siguió llamando hermanos a ayudar en el ministerio y pocos días después de entregar el ayuno habían ya más de veinte hermanos que dejaron sus trabajos y sus estudios y se añadieron al ESCUADRON CRISTO VIENE que trabaja conmigo en la obra del Señor. Al entrar en el ayuno habíamos seis personas en el ministerio y al salir del ayuno habían más de veinte llamados por Dios a ayudarme. Esta ha sido una de las grandes bendiciones fruto del ayuno del Señor. Mientras yo estaba encerrado en el ayuno los hermanos del Escuadrón daban cultos en diversos lugares y *usaban las grabaciones de mis campañas. Muchos se sal*vaban y eran sanados por el poder de Dios. En otros lugares pasaba una de las películas del ministerio y Dios obraba en forma gloriosa. A pesar de estar encerrado en ayuno seguía ministrando con los mensajes grabados y la película, y multitud de almas se salvaban.

Para los últimos días del ayuno el diablo me lanzó un ataque tratando de romperme el ayuno. Sentí un malestar insoportable. Al quitarme la ropa me quedé asombrado pues tenía una infección en el cuerpo y salía pus en gran abundancia. Me puse la mano, oré y reprendí al diablo en el nombre de Jesús. Me sentí mejor y en pocos días la infección desapareció. "Y por cuya herida fuisteis sanados". 1 Pedro 2:24.

El Señor me visitó dos veces durante el ayuno. En ambas ocasiones yo oraba de rodillas y El entró en la habitación y me tocó por la espalda con su dedo. La segunda vez que lo hizo le pregunté qué significaba eso pues el dedo extendido que me tocaba estaba en posición de señalar. El Espíritu me habló y me dijo: "Eres señalado".

Faltando pocos días para terminar el ayuno el Señor me habló una noche que tenía un ómnibus Oldsmobile del 1970 y que la enviara a buscar a cambio de la mía que era del 1969. Envié a un hermano del ESCUADRON a la agencia de carros, y cuando el hermano le dijo que Dios me había dicho que aquel ómnibus era para mí, el comenzó a llorar, profundamente impresionado y se lo dio enseguida a cambio del ómnibus del 1969. No quiso aceptar devolución de dinero de ninguna manera. Cuando yo salí del ayuno el ómnibus estaba ya estacionado en la terraza de mi hogar tal y como el Señor me había mostrado.

Al entregar el ayuno me pesé y había rebajado treinta y seis libras. Pesaba sólo 129 libras. Subí a la parte superior del hogar a darme un baño. Al mirarme en el espejo y ver aquel cuerpo esquelético, sólo pude decir: "Dios mío permite que por cada libra que he rebajado miles de almas se salven". Creo que Dios escuchó esa plegaria pues en la primera campaña después del ayuno en el sector Levittown de Cataño, Puerto Rico, 2.303 almas aceptaron a Cristo en catorce días. En la segunda campaña en Bayamón 3.450 almas vinieron a Cristo y en Santo Domingo 4.972 almas vinieron al Señor en veintiún días de luchas, un total de 10.725 almas en las tres campañas después del ayuno. Es ayuno de victoria.

He escrito en detalles sobre este ayuno pues así me lo indicó el Señor para que multitud de hermanos se beneficien con estas experiencias y puedan entender lo que el ayuno del Señor implica, y alcanzar crecimiento espiritual pleno para dar fruto abundante para Dios y estar preparados para el Rapto. Nunca ha pasado por mi mente la idea de ostentar nada ni vanagloriarme de nada. Si esa hubiese sido mi actitud, Dios no le hubiese dado el crecimiento glorioso que le ha dado al ministerio después del ayuno. Los hombres juzgan superficialmente pero Dios que escudriña lo profundo del corazón honra conforme a nuestros esfuerzos. Por sus frutos los conoceréis. El fruto glorioso y gigante de este ayuno muestra que fue efectuado en la plena voluntad de Dios. Ora tú hermano y entra en el ayuno del Señor y conquista tú también la victoria.

Los días que siguen después del ayuno son días de gran bendición, pero también días peligrosos. En esos días Dios comienza a darnos bendición espiritual y mayor unción para el ministerio. El diablo también trata en esos días de arruinar el ayuno. Debemos estar alerta y orar con mucha frecuencia y madrugar a orar para darle la oportunidad a Dios de manifestar la bendición. Apenas yo salí del encierro para entregar el ayuno de los cuarenta y un días, Satanás me estaba esperando afuera y me lanzó un ataque cruel para tratar de atribularme pero guiado por el Espíritu me libré de la trampa. Cuando Cristo terminó su ayuno de cuarenta días y sintió hambre, el diablo vino a tentarlo tratando de que creara pan de las piedras. Jesús estaba muy alerta espiritualmente y lo reprendió con la palabra.

Cuídate de no caer en la tentación de comer de más en esos primeros días. Clama a Dios por templanza para comer conforme a la orientación que este libro te sugiere. Satanás puede traer contra ti esta y otras múltiples tentaciones.

Después del ayuno el Señor me enseñó a cantar y a danzar en el Espíritu. Me dio un género de lenguas para interceder en el Espíritu durante la oración. Cuando me unge para ello oro en lenguas prolongadamente mientras al mismo tiempo oro en el pensamiento con entendimiento.

Hay un punto muy importante que no queremos omitir. Cuando entres en el ayuno del Señor no propongas tú los días, sino que entra y pídele al Señor cuántos días son en tu caso. Olvídate de los que ayunó otro siervo. No trates de imitar al que ayunó cuarenta y uno, o al que ayunó veintiuno. En la República Dominicana un hermano entró en el ayuno y él pensaba ayunar veintiún días. Durante el ayuno oraba al Señor y Dios le reveló que sólo eran siete días los que tenía que ayunar. Después de esos días se fue a predicar y el Señor lo bendijo poderosamente salvando almas y sanando enfermos. Cuando salimos de Puerto Rico en el mes de abril de

1973 para la gran campaña en Santo Domingo. Dios nos reveló los hermanos del ESCUADRON CRISTO VIENE que me acompañarían. Entre ellos Dios reveló y confirmó en forma especial a la misionera Margarita Hernández de Gurabo. No nos imaginábamos uno de los propósitos por los cuales Dios la enviaba. Durante la segunda semana de campaña Dios me mostró que había que extender la cruzada una semana más. Reuní los pastores y les informé conforme Dios me había mostrado. Casi todos estuvieron de acuerdo. Mientras hablábamos uno de los pastores dijo: "Deseo contar una revelación muy importante que Dios me dio mientras oraba muy de mañana". Contó el hermano que había tenido una visión y me vio a mí con el grupo que había ido de Puerto Rico. Vio entonces que la hermana Margarita Hernández se salió del grupo y le puso las manos y comenzó a orar por él. En ese momento él pudo ver que yo me acerqué y le dije a la hermana: "Actúa en el ayuno del Señor". El pastor vio entonces que comenzaba a caer una gran lluvia en el lugar y se formaba un gran río. Entendí que Dios iba a llamar a la hermana Margarita a entrar en el ayuno del Señor para provocar una bendición adicional en la campaña. Se lo informé a ella y esperamos.

El miércoles de la tercera semana de campaña todo el ESCUADRON estaba en ayuno. Ibamos a entregar a eso de las cinco de la tarde para luego comer y marchar a la campaña. Cuando fuimos a sentarnos a la mesa noté que la hermana Margarita se fue a orar a una habitación del hogar. Envié otra hermana a investigar lo que le sucedía. La hermana regresó y me dijo: "Ella dice que no siente entregar el ayuno sino seguir adelante". Después de la comida nos movimos varios hermanos a orar con la hermana Margarita. Allí se manifestó el poder de Dios en forma gloriosa y el Señor me mostró que se cumplía la visión del pastor y que la hermana entraba en el ayuno del Señor. No sabíamos los días pero al tercer día del ayuno ella se sintió tan mal que pensó entregar al siguiente día por la mañana. Oramos y el Espíritu nos mostró que eran cuatro días. A pesar de lo mal que se sentía ella obedeció al Señor. Ese cuarto día de su ayuno era sábado y marchamos por la noche a la campaña. Habían como 20.000 personas y Dios derramó el Espíritu Santo en forma sobrenatural. Pastores, evangelistas y multitud de hermanos danzaban en el Espíritu. El poder tomó a la hermana Margarita y danzó en el Espíritu. Nos quedamos asombrados pues sabíamos lo débil que había estado, y a la mañana siguiente era que entonces entregaría. Multitudes fueron llenas esa noche por el poder de Dios. Se cumplió en forma literal la visión del pastor, que el ayuno del Señor al cual llamaría a la hermana provocaría una gran lluvia de poder en la campaña. Dios la llamó y determinó los días y esos cuatro días provocaron una de las bendiciones más grandes de la cruzada y 355 almas vinieron esa noche a Cristo. Fíjate hermano que lo importante es dejar que El señale los días y la bendición será gloriosa.

Alguien me dijo: "No hay tal ayuno del Señor". ¿Será cierto? Para escribir la última parte de este libro Dios me apartó con El por siete días en una casa. Después de esta semana en ayuno y oración casi terminé el libro. Entregué el ayuno el martes 19 de junio de 1973. Ese día usé jugos como alimento y algunas frutas frescas. Seguí todo el día trabajando en el libro. Amanecía el día miércoles, y yo oraba de madrugada al Señor. De pronto el Espíritu me reveló lo que tenía que escribir para finalizar el libro. Dios me mostró: "Cristo predicó y dijo: Id y predicad el Evangelio a toda criatura. Marcos 16:15. Por lo tanto como el Señor dijo: Predicad el Evangelio, decimos que es el Evangelio de nuestro Señor Jesucristo o sea la palabra del Señor. El también dijo: Entonces ayunarán. Por lo tanto como el Señor dijo ellos ayunarán, es el ayuno del Señor. En el nuevo testamento el ayuno nos fue dado por el apóstol Pablo. El hizo tres días de ayuno, no entregó hasta que Dios no le habló, lo sanó y lo bautizó con el Espíritu Santo. Era el ayuno del Señor y Dios usó al apóstol de más fruto para ilustrarlo. Después de esto la Biblia dice que Pablo vivió en ayunos, vigilias y ganando almas para Dios. El ministerio más grande en el nuevo testamento comenzó con el ayuno del Señor.

La iglesia apostólica comenzó su ministerio en el ayuno del Señor. Cristo les dijo que cuando El fuera quitado ellos ayunarían, y en el Aposento Alto la primera iglesia esperó por diez días hasta que cayó el poder de Dios. El Señor les ordenó a ayunar. El lo ordenó. Era Su ayuno. ¿Qué clase de ayuno era? Esperando en El hasta conseguir la victoria. Al décimo día Dios derramó su Espíritu sobre ellos y los colmó de poder. La iglesia más poderosa que ha existido en el nuevo testamento nació en el ayuno del Señor.

Observa bien, el apóstol más grande que existió y la poderosa iglesia apostólica, dos columnas del cristianismo, nacieron en el ayuno del Señor.

Estos datos finales de este libro me los dio el Señor orando de madrugada, un día después de entregar un ayuno de siete días, al cual El me llamó para escribir este libro. Gloria a Dios. Entra tú en el ayuno del Señor y demanda pleno crecimiento espiritual Y Dios lo hará. Por eso ahora dice Jehová, *convertíos a mí con todo vuestro corazón, con ayuno, y lloro y lamento*. Joel 2:12.

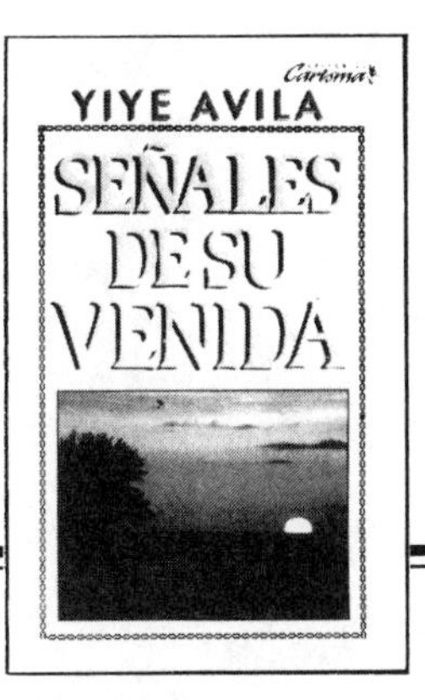

Señales de su venida

Yiye Avila

Es el propósito de este libro presentar un estudio exhaustivo de la evidencia que, a voz en cuello, nos grita que Cristo viene ya. A través de su lectura podremos mirar en el espejo de la Palabra los acontecimientos que a diario ocurren en este mundo, para llegar a la conclusión de que vivimos en los días en que, de un momento a otro, veremos descender al Hijo del Hombre en las nubes del cielo.

Otros libros disponibles:
- 550037 El ayuno
- 550038 El anticristo
- 550049 La Ciencia de la Oración

Adquiéralo en su librería favorita.
Distribuido por Spanish House / Miami FL 33172